AF466807

DES ACCIDENTS CONVULSIFS

DANS LA

PARALYSIE GÉNÉRALE

PROGRESSIVE

PAR

F. LAGARDELLE
MÉDECIN EN CHEF DE L'ASILE D'ALIÉNÉS DE NIORT

Vita brevis, ars longa, judicium difficile.

PRIX : 3 FR.

PARIS
THÉODORE MORGAND, LIBRAIRE
5, RUE BONAPARTE, 5
1869

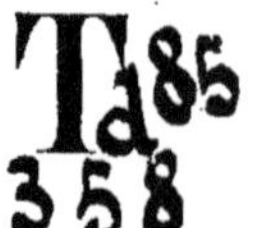

DES ACCIDENTS CONVULSIFS

DANS LA

PARALYSIE GÉNÉRALE

PROGRESSIVE

PAR

F. LAGARDELLE

MÉDECIN EN CHEF DE L'ASILE D'ALIÉNÉS DE NIORT

Vita brevis, ars longa, judicium difficile.

PRIX : 3 FR.

PARIS
THÉODORE MORGAND, LIBRAIRE
5, RUE BONAPARTE, 5
1869

DES ACCIDENTS CONVULSIFS

DANS LA

PARALYSIE GÉNÉRALE

PROGRESSIVE

La convulsion est un symptôme qui bien observé et scrupuleusement analysé dans ses diverses manifestations donne dans la plupart des cas au diagnostic et au pronostic un plus grand degré de certitude et de précision.

Sans entrer dans la discussion des diverses interprétations données au mot convulsion, je ne considérerai comme état convulsif, que toute contraction involontaire, permanente ou passagère, des muscles ou fibres musculaires directement placés sous l'influence du système nerveux central.

Dans la paralysie générale progressive, ces accidents ont une très-grande importance et méritent d'être étudiés avec la plus scrupuleuse attention, car ils éclairent souvent le diagnostic, indiquent parfois des lésions cérébrales concomitantes et rendent le pronostic plus précis.

Laissant entièrement de côté la question bibliographique pour m'attacher exclusivement aux considérations cliniques, j'étudierai les accidents convulsifs d'abord dans les diverses manifestations de la péri-encéphalite chronique en rapport avec la progression des lésions organiques tout en suivant la marche de la maladie considérée dans ses trois périodes, le plus généralement admises.

J'indiquerai pour chaque phase les modifications apportées à l'état convulsif, soit par les progrès de la maladie, soit par les accidents variables qui surviennent dans ces diverses périodes.

Je n'ai pas à établir longuement ce que j'entends par trois périodes de la paralysie générale progressive; elles ont été assez souvent décrites pour qu'il soit inutile d'y insister. Je les désignerai seulement sous des noms qui diffèrent un peu de ceux admis par quelques auteurs.

La première période est une période prodromique que tout le monde connaît la plus importante de toutes surtout au point de vue du diagnostic.

La deuxième période que je désignerai sous le nom de période d'état, indique dans bien des cas, par ses phénomènes convulsifs, la rapidité plus ou moins grande de la maladie, et fait quelquefois prévoir son mode de terminaison.

La période de déclin est la dernière et la plus remplie d'accidents de nature convulsive.

Je dois m'expliquer sur ce que j'entends par manifestations diverses de la paralysie générale progressive.

Sans vouloir compliquer l'étude de la paralysie générale, mais plutôt pour simplifier et rendre plus compréhensible les divers phénomènes observés sur les malades, je crois devoir, tout en laissant à la maladie ses caractères généraux immuables qu'on peut appeler dans leur ensemble pathognomoniques, admettre trois variétés de cette affection basée sur l'habitude extérieure des malades, sur l'ensemble de certains symptômes différentiels et aussi sur l'état des lésions organiques variables observées après la mort et prévues pendant la vie, surtout lorsqu'on tient compte de cette division que je crois indispensable pour comprendre d'une manière complète cette maladie, qui à peine connue, il y a trente ans, est en ce moment aussi bien définie que la plupart des affections du cadre nosologique.

Les variétés dites expansives et dépressives ne sont que des manières d'être des malades, des formes de délire qui peuvent se rencontrer alternativement chez le même individu.

1° La première forme, la plus connue de toutes, que j'appellerai paralysie générale progressive simple, a une marche régulière, progressive, une durée plus longue que les autres variétés, et se termine le plus souvent par le marasme et quelquefois par une congestion séreuse ou des affections intercurrentes.

Les malades arrivent insensiblement à l'anéantissement des facultés et à la paralysie complète.

2° La deuxième variété qui se lie souvent à la troisième, et pourrait à la rigueur dans la plupart des cas être confondue avec elle, a pour caractéristique les phénomènes congestifs fréquents du cerveau. Je l'appellerai paralysie générale à forme congestive.

Je dois ici entrer dans quelques détails sur ces phénomènes qui ont acquis une importance capitale et bien méritée.

M. Baillarger admet une variété d'aliénation mentale qu'il désigne sous le nom de manie congestive, qui se termine toujours, lorsqu'elle ne guérit pas, par la paralysie générale progressive.

Je ne chercherai pas à mettre en doute l'affirmation d'un éminent aliéniste comme M. Baillarger, je dois toutefois faire remarquer sans crainte d'être contredit par aucun homme expérimenté, que, dans certains cas, les phénomènes congestifs sont les premiers et les seuls symptômes du début de la paralysie générale progressive.

En dehors de la manie congestive et de la paralysie générale, il existe une affection particulière que l'on désigne généralement sous le nom de prédisposition aux congestions cérébrales. Que ce soit une affection réelle ou une simple prédisposition, il n'est pas, je crois, de médecin qui ne connaisse des personnes qui ont une grande tendance à se congestionner soit périodiquement, soit d'une manière irrégulière quelquefois sous l'influence de certaines causes souvent insignifiantes et sans action sur les autres individus. Y a-t-il une simple prédisposition ou une lésion particulière du sang (*telle que augmentation de fibrine,* etc.) des vaisseaux, du cœur, du cerveau, etc.?

Je ne puis entrer dans la discussion de cette question qui ne manque pas d'intérêt; il me suffit de constater ce fait incontestable, qu'il existe un grand nombre de personnes qui sont sujettes à des accidents congestifs extrêmement variables, depuis le simple éblouissement passager jusqu'à la congestion cérébrale complète, et même l'hémorragie du cerveau consécutive à une rupture de quelque vaisseau.

Je rappellerai pour mémoire la brillante discussion

soulevée à l'Académie de Médecine, par Trousseau, sur les congestions cérébrales épileptiformes. On avait avant observé ces phénomènes convulsifs dans certaines congestions en dehors de la paralysie générale.

Puisqu'on trouve si souvent des personnes qui présentent ces accidents que je viens de signaler, il n'y a rien qui s'oppose à ce qu'on admette la manie congestive de M. Baillarger, car dans cette maladie, il n'y a qu'un élément à ajouter à ceux dont je viens de parler, c'est ce protée qu'on désigne d'une manière générique sous le nom de délire.

Le mot manie spécifie un peu les caractères de ce délire, mais il ne faudrait pas le rattacher à un type bien défini, sous peine de restreindre considérablement le nombre des cas de cette maladie.

Les paralytiques congestifs présentent dès le début de leur maladie des symptômes d'hypérémie cérébrale qui sont souvent les seuls observés ; quelquefois, ce sont des congestions actives sans perte de connaissance, provoquées par des causes insignifiantes.

C'est alors qu'on remarque ce changement de caractère, cette irascibilité qui s'apaise bien vite sous l'influence d'un bain de pieds ou d'un purgatif.

Lorsqu'une congestion passive éclate, ses désordres deviennent quelquefois rapidement graves ; cependant dans la plupart des cas, au bout de quelques instants et au plus de quelques heures, tout rentre dans l'ordre ; ce n'est souvent qu'après quelques congestions cérébrales qu'on aperçoit les symptômes pathognomoniques de la paralysie générale.

Alors ces congestions se répétant, laissent chaque fois après elles des symptômes de plus en plus graves, et la maladie se termine rapidement par une dernière congestion.

En dehors de ces phénomènes, tous les symptômes les plus ordinaires de la paralysie s'observent d'une manière très-nette, et il ne peut y avoir aucun doute sur le diagnostic.

Mais le ramollissement inflammatoire de la périphérie de l'encéphale alimenté, pour ainsi dire, par ces secousses souvent répétées, marche avec plus de rapidité et laisse après la mort des traces plus évidentes et plus caractéristiques, surtout lorsque la terminaison se fait attendre jusqu'à la troisième période de la maladie.

3° La troisième variété est la paralysie à forme convulsive dans laquelle on observe de ces accidents qui la plupart du temps en rapport avec l'état congestif vont depuis le simple tremblement nerveux, imperceptible, irrégulier ou permanent jusqu'à simuler une véritable chorée.

Je pourrai faire entrer dans cette classe les épileptiques atteints de paralysie générale et les individus chez lesquels l'alcoolisme chronique se termine par une péri-encéphalite chronique diffuse.

Il existe des malades qui portent en eux un germe épileptique, qui ne se montre qu'au début ou dans le cours de la paralysie générale.

—

CHAPITRE I

PREMIÈRE PÉRIODE. — PRODROMIQUE

Ce sujet qui par le titre seul élimine toute description de symptômes psychiques, renferme l'étude de la plupart des signes somatiques de la paralysie générale progressive.

Il est inutile de s'occuper, malgré les expériences électriques sur le système musculaire qui ont été faites pour établir un diagnostic différentiel, des variétés de l'affection qui nous occupe, compliquée ou non d'aliénation mentale.

A l'état physiologique, tous les nerfs excitent les muscles d'une manière régulière, isochrone, avec une force toujours proportionnée à l'effort qui doit être produit.

On peut produire à volonté des phénomènes convulsifs, sans qu'il existe de lésion organique des centres nerveux, en suscitant des actions réflexes successives variant d'intensité de durée et de direction.

Que le mouvement se transmette à travers les nerfs

par un influx nerveux particulier, une force électro-tonique, des ondulations de la moëlle nerveuse, des vibrations de l'axe central des tubes nerveux primitifs, des modifications moléculaires des cellules en rapport avec les tubes, des oscillations des tubes eux-mêmes, etc., il faut toujours pour qu'une fonction s'exécute physiologiquement, l'intégrité de l'organe ou appareil qui commande et dirige, de celui qui transmet et de celui qui obéit ou accomplit l'acte voulu ou provoqué.

Embarras de la parole. — De tous les symptômes somatiques de la paralysie générale progressive, le plus important, le plus grave, et que l'on observe au commencement de l'affection, est l'embarras de la parole que je n'étudierai qu'au point de vue convulsif.

Il n'est pas toujours perceptible au début, et il arrive souvent qu'on ne peut le constater qu'au moment où le malade est excité, animé par la conversation ou irrité contre quelqu'un ou quelque chose. Aussi, pour bien établir un diagnostic précis, doit-on, si on n'aperçoit pas d'embarras de la parole, exciter le malade à parler avec animation ou volubilité, et alors on remarque non-seulement un tremblement de la langue, mais des mouvements fibrillaires des lèvres et de légères convulsions de quelques muscles de la face.

L'embarras de la parole peut être augmenté par la lenteur des conceptions, l'amnésie partielle au début, l'affaiblissement de l'intelligence, l'état de torpeur de l'imagination et quelquefois une altération notable de la volonté. J'élimine toutes ces causes, et m'attachant spécialement à l'état convulsif, je dois interroger le système musculaire dans ses rapports avec l'appareil nerveux central.

Si on fait tirer la langue à un paralytique, voici ce que l'on observe : Quelquefois il y a hésitation, il semble que sa volonté commande, mais que le commandement se transmet lentement ou irrégulièrement, le malade veut, mais la langue reste immobile un instant, la bouche est ouverte et on voit des mouvements fibrillaires circuler sur tous les muscles de cet organe. Quelquefois la langue se retire momentanément pour sortir de la bouche par un mouvement un peu saccadé, je dirai d'une manière désordonnée. Il m'est arrivé souvent de voir des malades qui croyant sortir la langue la retenaient et la portaient au fond de la bouche. La langue est souvent déviée soit à droite, soit à gauche. Il existe souvent un défaut de coordination des mouvements, c'est-à-dire que l'organe n'exécute pas régulièrement le mouvement voulu. Indépendamment de cette particularité si fréquente, les phénomènes convulsifs sont de trois ordres et peuvent s'observer plus facilement pour la langue que pour les autres appareils musculaires, parce que cet organe a une extrémité libre et que ses mouvements peuvent varier à l'infini, ce qui n'existe pas d'habitude pour les muscles du tronc et des membres par exemple.

Le premier phénomène qui constitue en grande partie l'embarras de la parole, est le tremblement de tout l'organe, habituellement plus marqué vers la pointe. Il n'y a là qu'une lésion fonctionnelle de l'hypoglosse consécutive à la lésion cérébrale.

Les deux autres phénomènes sont caractérisés par des mouvements fibrillaires et vermiculaires. Les premiers sont comme des oscillations latérales produites dans la longueur des fibres musculaires ; les mouvements vermiculaires sont plutôt des ondulations successives se prolongeant dans la longueur des muscles et dans leur épaisseur. Ces phénomènes sont extrêmement variables d'intensité chez le même malade et à une période déterminée de l'affection. Lorsqu'ils sont plus accentués pendant un certain temps, ils indiquent un état congestif de l'encéphale, et préviennent parfois qu'il y a une congestion imminente qu'on peut éviter par un purgatif ou une dérivation vers les membres inférieurs ou les intestins.

Les muscles de la langue, des lèvres et de la face sont peut-être les premiers qui présentent des phénomènes convulsifs aussi remarquables.

Les lèvres sont tremblotantes souvent avant qu'on constate la difficulté de parler. On observe surtout ce phénomène lorsqu'elles ne prennent pas de point d'appui sur leurs bords, si la bouche est un peu ouverte et les lèvres légèrement éloignées de l'arcade dentaire. Les muscles de la face n'offrent généralement d'état convulsif manifeste qu'au-dessus de la bouche; ce sont tous les muscles qui reçoivent le mouvement du nerf maxillaire supérieur, branche du trijumeau.

Le cerveau est habituellement affecté organiquement ou fonctionnellement soit à la naissance, soit dans le trajet du nerf de la cinquième paire. Aussi voit-on les premiers symptômes somatiques de la paralysie générale progressive manifestés principalement dans tous les appareils de transmission qui ont avec les trois branches de ce nerf des rapports intimes soit de mouvement, soit de sensibilité.

Parmi les muscles de la face qui pourraient être étudiés séparément, il en est qui m'ont paru présenter des signes analogues à ceux observés déjà sur la langue et les lèvres ; je citerai particulièrement l'élévateur de l'angle des lèvres et l'élévateur commun de l'aile du nez et de la lèvre supérieure ; les mouvements convulsifs étant d'abord plus accentués d'un côté que de l'autre, on peut étudier avec une grande précision ces quatre muscles (*dont deux sont doubles*) extrêmement rapprochés, très-fins, et dont l'étendue des mouvements est considérable eu égard à leur longueur.

Pupilles. — Remontant ainsi à la partie supérieure de la face, j'arrive à l'œil qui m'arrêtera un instant, quoique je ne veuille m'occuper que d'une partie des troubles qu'on observe au début de la péri-encéphalite chronique diffuse. Je veux parler de l'état des pupilles que je considère dans ce cas comme un état essentiellement convulsif. Une pupille se rétrécit par la contraction des fibres rayonnées. Les mouvements de dilatation et de retrécissement de la pupille nécessitent donc toujours une contraction de nature essentiellement musculaire. S'il y a un trouble dans ces phénomènes, il ne peut être que le résultat d'une trop grande ou trop faible contraction musculaire, ou d'une incitation nerveuse irrégulière augmentée, diminuée, pervertie ou éteinte.

Ainsi, la belladone dilate la pupille en paralysant les fibres circulaires de l'iris, la strychnine la resserre en paralysant ses fibres rayonnées.

S'il existe une pupille plus dilatée que l'autre, il semble qu'on doit en conclure que les fibres circulaires de l'iris sont paralysées. Cette assertion n'est pas exacte, d'abord parce que dans bien des cas la différence de dilatation est peu marquée, elle n'existe pas toujours chez le même sujet et varie d'une manière très-remarquable.

Si une pupille est un peu plus dilatée que l'autre, on pourrait tout au plus dire qu'il existe une parésie légère des fibres circulaires, mais il est possible, en admettant l'intégrité de ces fibres, de rapporter cet état à une excitation nerveuse des fibres rayonnées.

Si, en effet, celles-ci se contractent plus fortement qu'à l'état normal sous l'influence d'un état convulsif permanent , alors la pupille se dilatera. Ces convulsions ne sont pas d'ordinaire instantanées , elles durent un certain temps, mais elles varient fréquemment d'intensité et peuvent parfois cesser complètement ; mais ce cas est très-rare.

Il doit y avoir un équilibre permanent entre l'incitation nerveuse des deux ordres de fibres.

L'incitation nerveuse des pupilles à l'état physiologique vient du cerveau par l'intermédiaire du nerf optique, de la rétine ; les mouvements de l'iris sont liés à l'intégrité de la rétine, seule sensible à l'excitant lumière.

La section du nerf optique a pour conséquence la paralysie de l'iris. Mais, à l'état pathologique spécial qui nous occupe, cette incitation peut être indépendante d'une lésion organique et même fonctionnelle du nerf optique et de la rétine.

Les filets nerveux distincts qui font mouvoir les fibres rayonnées et circulaires de l'iris peuvent être altérés organiquement ou fonctionnellement à la suite du ramollissement inflammatoire de la partie du cerveau d'où ils émanent.

Ces cas sont évidemment rares, mais ils existent et on peut s'en convaincre en examinant à l'ophtalmoscope la rétine des paralytiques ; du côté où la pupille est le plus dilatée on remarque souvent, mais non toujours, un état congestif qui est la cause prochaine d'une diminution d'incitation et la conséquence ordinaire d'une altération de la couche optique.

J'ai observé que la plus grande dilatation de la pupille existait fréquemment à gauche.

On avait évidemment constaté ce même fait et on s'est empressé d'en déduire des considérations qui n'étaient rien moins que hasardeuses.

On a voulu établir les différentes variétés de délire d'après le côté où la pupille était le plus ou le moins dilatée, on est arrivé fatalement à admettre en principe que les idées d'une certaine nature prenaient naissance dans un hémisphère exclusivement.

Les conceptions de nature expansives, telles que le délire des grandeurs, auraient eu leur générateur dans l'hémisphère droit, puisqu'on croyait que dans ce cas c'était toujours la pupille gauche qui était la plus dilatée.

Les idées tristes s'observaient lorsque la pupille droite était plus dilatée, et devaient par conséquent prendre naissance dans l'hémisphère gauche. Mais, l'observation de tous les jours renverse toutes ces théories. Les malades qui présentent la même inégalité des pupilles pendant tout le cours de leur affection offrent tantôt le délire mélancolique, tantôt le délire des grandeurs.

Ces théories contredites par les faits cliniques ne sont que des rêves qui devraient rester dans l'ombre où ils sont nés.

Si la pupille gauche est plus dilatée que la droite, sans vouloir en déduire une variété particulière de délire, on peut admettre que le côté droit de l'encéphale est plus malade, ou que la lésion spéciale de la paralysie générale se rapproche davantage des parties du cerveau qui président aux fonctions du nerf optique, de la rétine et des filets nerveux de l'iris.

Lorsque les malades présentent de l'agitation, on peut observer souvent une inégale dilatation des pupilles plus prononcée que d'habitude. S'il y a un état de torpeur, du coma, on voit les pupilles se resserrer. En général, mais non d'une manière absolue, l'état expansif de l'encéphale et de ses fonctions coïncide avec la dilatation des pupilles, tandis qu'elles se rétrécissent sous l'influence d'une dépression organique ou fonctionnelle. Les malades qui ne dorment pas ont toujours les pupilles dilatées. J'ai souvent remarqué que les malades pris d'une congestion séreuse avaient les pupilles insensibles. La sérosité remplit les ventricules latéraux, dilate leurs cavités et comprime les parois.

L'inégale dilatation des pupilles chez les paralytiques est donc un état convulsif permanent qui peut augmenter ou diminuer sous l'influence de causes organiques ou fonctionnelles de nature expansive ou dépressive.

Membres. — Le tremblement des membres est rarement perceptible à la première période de la paralysie générale progressive, à moins que cette affection ne soit la conséquence de l'alcoolisme chronique. Indépendamment du tremblement, il existe des phénomènes musculaires de nature convulsive qu'on peut constater dès le début de la maladie, et qui sont, comme ceux que j'ai déjà signalés, variables d'intensité et en rapport avec l'état du malade au moment où on l'examine, et aussi avec la forme particulière de paralysie générale progressive.

Un des premiers symptômes qu'il n'est pas toujours

facile d'observer, et dont le malade n'a jamais conscience, est la diminution des forces musculaires ; puis viennent les défauts de précision et de coordination dans les mouvements. Ces symptômes appartiennent à l'état convulsif. Ces malades éprouvent les plus grandes difficultés à enfiler une aiguille, à se tenir sur une jambe, ils deviennent maladroits, renversent et cassent les objets qu'ils touchent, etc.

Je n'ai examiné pour cette première période que les principaux appareils de la vie animale ; cette vie en effet est la première visiblement atteinte au point de vue somatique. La vie organique considérée dans ses appareils musculaires ne peut être étudiée avec précision qu'à la deuxième et à la dernière période.

Dans la paralysie générale progressive simple, tous les symptômes de nature convulsive que j'ai indiqués s'observent d'abord d'une manière extrêmement insidieuse ; ils sont lents à paraître et difficiles à percevoir. Tous ces phénomènes convulsifs sont constants, ils peuvent être observés chez tous les malades, et offrent un caractère de permanence qui leur assigne une place importante parmi les symptômes pathognomoniques.

Dans la paralysie générale à forme congestive, indépendamment des phénomènes remarquables observés pendant les attaques que j'étudierai plus loin, tous ces signes, déjà signalés, présentent des oscillations en rapport avec le nombre, la force et la durée des congestions. Lorsque les malades, au début de l'affection, ne sont pas sous l'influence d'une hypérémie de l'encéphale, les convulsions sont peu perceptibles, et quelquefois même paraissent avoir disparu.

Si, sous l'influence d'une cause physique ou morale,

telle que la constipation, un repas trop copieux, le froid excessif, l'insolation, le refroidissement des extrémités, une vive contrariété, une colère soudaine, etc., etc., il y a imminence de congestion cérébrale, alors on voit apparaître avec une intensité quelquefois remarquable ces convulsions qui semblaient avoir disparu.

Après les hypérémies actives ou passives de l'encéphale, et surtout les congestions qui précipitent si fatalement, lorsqu'elles se reproduisent souvent, la marche de l'affection, les symptômes somatiques augmentent rapidement et même brusquement, et donnent en l'aggravant la mesure du pronostic.

Lorsque dans la première période on examine un malade atteint de la variété convulsive, tous les signes signalés semblent s'être généralisés d'une façon particulière. On voit dans les muscles convulsés un plus grand nombre de fibres et souvent des muscles entiers dont les mouvements, semblables à ceux produits dans les actions réflexes, contrastent par leur diversité, le défaut de coordination et le désordre qui en résulte avec les idées de la plupart de ces malades qui croient bien marcher, être très-lestes et très-forts.

Il est une particularité que j'ai souvent remarquée chez ces sortes de malades, pour ce qui concerne la parole et les mouvements de la langue. La difficulté de parler n'est pas très-grande et les mouvements de la langue sont quelquefois très-désordonnés, les convulsions très-accentuées.

Ces malades-là sont de tous les plus maladroits; les convulsions permanentes ne leur permettent pas d'avoir la moindre précision dans les mouvements.

DEUXIÈME PÉRIODE. — D'ÉTAT.

—

Cette période d'état n'est certainement pas une période stationnaire. Le caractère essentiel de la maladie considérée dans sa marche est la progression. Aussi, observe-t-on d'abord un accroissement de tous les phénomènes que je viens de signaler.

Cette généralisation progressive nous montre de nouveaux symptômes somatiques qui s'ajoutant aux précédents plus accentués, caractérisent l'affection de la manière la plus remarquable. A cette période, les erreurs de diagnostic sont très-rares, et je pourrai presque dire impossibles.

Les convulsions de la face augmentées et généralisées cessent d'être pour ainsi dire limitées au nerf maxillaire supérieur; l'ophtalmique et le maxillaire inférieur (*du moins la partie motrice*) rendent par leur excitation la physionomie de plus en plus grimaçante et contribuent à donner à la figure des malades un air de vieillesse qui n'est jamais en rapport avec leur âge. La plupart des paralytiques ayant de trente à quarante ans, paraissent en avoir de soixante à soixante-dix.

L'inégale dilatation des pupilles devient plus marquée et plus constante, et il n'est pas rare d'observer quelques troubles de la vue.

L'embarras de la parole est toujours parfaitement perceptible, et le tremblement de la langue et les mouvements vermiculaires et fibrillaires des muscles de cet organe se caractérisent de plus en plus et concordent souvent avec la déviation qui est plutôt un caractère de paralysie que de convulsion.

Les muscles sont plus faibles, plus convulsés et moins coordonnés dans leurs mouvements d'ensemble.

En un mot, tous les appareils musculaires de la vie de relation présentent à cette période des phénomènes éminemment pathognomoniques, dont on observe les premières manifestations plus ou moins sensibles dès le début de l'affection.

A ces symptômes somatiques qui ne sont que l'exagération de ceux que nous avons déjà signalés, s'ajoutent de nouveaux phénomènes musculaires de nature convulsive appartenant à la fois aux appareils de la vie organique et animale.

Je dois ici rappeler qu'entre les muscles de la vie animale ou de relation, muscles essentiellement volontaires, quoique soumis parfois à des actions réflexes et instinctives non voulues et plus ou moins conscientes, et les muscles de la vie organique, entièrement soustraits à l'influence de la volonté, il en existe qui, comme un pont jeté entre les appareils musculaires de ces deux vies, participent plus ou moins des propriétés et des fonctions des uns et des autres.

Ce sont précisément ces appareils mixtes qui paraissent atteints d'abord dans le cours de la deuxième période de la paralysie générale progressive.

Je citerai parmi ces muscles, ceux du palais, du larynx, du pharynx, de la vessie et du rectum.

Nous ne trouverons qu'à la troisième période, de véritables altérations des muscles de la vie organique dont les fonctions permanentes ou rémittentes, essentiellement inconscientes, relèvent du système nerveux ganglionnaire et aussi du cerveau, quoiqu'elles paraissent s'en détacher par leur existence particulière.

Les phénomènes convulsifs des muscles du palais, du pharynx, du larynx, ont été souvent désignés sous le nom de spasmes, surtout lorsqu'ils présentent un caractère de rémittence et d'instantanéité d'assez courte durée et pouvant ne plus se renouveler. Tous ces spasmes ne sont que des états convulsifs qui varient à l'infini avec les causes qui les produisent, et un grand nombre d'autres considérations en rapport avec l'individu, ses dispositions du moment, sa maladie, ses idiosyncrasies, etc.

Si on regarde au fond de la bouche des malades, on peut voir manifestement de véritables convulsions des muscles de la région palatine.

On observe du reste sur ces muscles des mouvements fibrillaires et vermiculaires qui ont une grande analogie avec ceux que j'ai déjà signalés à propos de la langue et des lèvres.

Parmi ces convulsions, celles qui mériteraient le plus de porter le nom de spasmodiques, se produisent dans les muscles du pharynx, seulement par intervalles et avec une vivacité qui dans certains cas est extrêmement sérieuse, et peuvent parfois compromettre la vie des malades, surtout lorsqu'elles se produisent au moment des repas.

Ces convulsions qui se produisent dans les muscles pharyngiens, rendent ces muscles ainsi que la muqueuse qui les tapisse, plus ou moins sensibles à certains agents extérieurs; et si on observe souvent des paralytiques menacés de suffocation après avoir mis quelques aliments dans leur bouche, ce n'est pas toujours parce que le bol alimentaire est trop volumineux ou que la paralysie des parois de la bouche et de la langue ne permettent pas qu'il soit poussé suffisamment pour être dégluti, mais plutôt parce qu'il se produit à ce moment un état convulsif violent (*qu'on peut appeler spasme*) qui s'oppose à l'entrée des aliments dans le pharynx et les repousse sur le larynx.

Cet état particulier qu'on constate souvent dans les asiles et qu'il est bien difficile d'observer lorsqu'il n'y a pas de cause mécanique qui provoque ces sortes de convulsions, au lieu de dépendre d'une crise convulsive ou spasmodique simple, momentanée, me paraît plutôt être la conséquence de l'action de contact des aliments sur la muqueuse, l'arrière-gorge, les muscles qui sans cesse dans un état d'irritation convulsive se contractent spontanément et causent parfois la mort des malades par suffocation si on ne se hâte de sortir tous les aliments que ces malheureux continuent à accumuler dans leur bouche; car ils n'ont pas conscience de ce qui se passe à la partie supérieure de leur pharynx; ils ne s'arrêtent que lorsque le larynx couvert ne peut plus laisser passer d'air, c'est-à-dire dès que l'asphyxie commence.

Vers la fin de cette période, mais surtout à la troisième, l'œsophage, l'estomac et même les intestins offrent des phénomènes convulsifs qui se traduisent par la manière spéciale dont ces organes exécutent leurs fonctions.

La sensibilité générale est déjà considérablement émoussée; aussi les malades n'ont pas bien conscience de leur faim et de leurs besoins. Ils mangent et boivent irrégulièrement, avec gloutonnerie, oublient parfois les aliments dans leurs bouches et d'autres fois les avalent sans mastication. Si le pharynx n'est pas convulsé, les muscles se contractent faiblement et d'une façon désordonnée; l'aliment roule dans le pharynx et l'œsophage comme dans un conduit indifférent qui ne remplit aucune fonction en rapport avec ce qui passe, il tombe dans l'estomac comme dans un vase inerte; et si on ausculte un malade au moment où il boit, on entend tomber le liquide comme dans une poche qui ne réagit pas.

Cependant l'estomac, à la troisième période de l'affection surtout, continue à transformer physiologiquement les aliments qu'il reçoit, et je puis même dire qu'il y a dans cet organe une suractivité fonctionnelle dépendant de la maladie.

La plupart de ces malades ont un grand appétit, ils mangent beaucoup, avalent des aliments souvent indigestes sans les garder dans leur bouche le temps nécessaire pour la mastication et l'insalivation, et il est rare que tout ne soit pas digéré rapidement, sans douleur et sans la moindre incommodité.

L'état convulsif de l'estomac favorise ses fonctions en activant la sécrétion du suc gastrique et les mouvements fribillaires des muscles de cet organe.

Je reviendrai du reste sur cette question à la troisième période de l'affection, et je considérerai l'état particulier de la tunique musculeuse des intestins pour avoir un ensemble de phénomènes convulsifs étudiés dans tout l'appareil digestif.

Je dois cependant ici ajouter un mot à propos de la partie inférieure du rectum; je veux parler des muscles sphyncters qui sont remarquablement affectés de l'état convulsif dans cette maladie.

Avant que ces muscles soient paralysés, les malades sont quelquefois malpropres. Il est certain qu'ils sont sous l'influence d'une paralysie progressive, mais il y a évidemment au début un état convulsif particulier qui persiste même lorsque la parésie

Si on touche ces sphyncters, on peut percevoir comme de petits mouvements vermiculaires, des contractions faibles, nombreuses, généralisées et des dilatations successives, mais moins sensibles.

Certains paralytiques, à la deuxième période surtout, sont malpropres pendant quelques jours ou seulement une ou plusieurs fois, et ils redeviennent propres pour longtemps. Ce n'est pas l'effet de la paralysie qui serait persistante, mais plutôt la conséquence d'une augmentation passagère de l'état convulsif.

J'en dirai autant du sphyncter de la vessie qui semble dans la plupart des cas suivre dans cette affection exactement la même marche que le rectum tant dans ses manifestations nerveuses que dans ses fonctions musculaires.

Avant de passer à la troisième période de l'affection, je dois m'arrêter un instant sur un fait que je considère comme très-important et méritant la plus grande attention. Je veux parler des périodes de rémission qu'on ne saurait trop étudier et dont l'importance se retrouve partout, dans l'étiologie, la forme de l'affection, la symptomatologie, le traitement, le diagnostic et le pronostic.

Il arrive assez souvent qu'un paralytique à la fin de la première période et même dans le cours de la seconde voit sa maladie revenir sur elle-même, rétrograder jusqu'aux premières manifestations et même jusqu'à une époque considérée comme ayant précédé le début de l'affection.

Le délire s'efface peu à peu et la raison semble redevenir intacte. Je ne puis étudier l'état dans lequel se trouvent toutes ses facultés telles que par exemple l'intelligence, l'imagination, la volonté et surtout la mémoire et les facultés affectives.

La marche progressive de la paralysie est devenue décroissante, les forces augmentent et la précision dans les mouvements se régularise de plus en plus. On voit même disparaître l'inégale dilatation des pupilles, et l'embarras de la parole est à peine perceptible.

Ces malades rendus à leurs familles qui les croient guéris, restent ainsi quelquefois pendant plusieurs années. Il y a peu de médecins aliénistes qui n'aient vu de pareils malades.

J'ai beaucoup connu un paralytique dont le nom est dans la mémoire de tous les hommes de science, qui après avoir présenté pendant deux ans tous les symptômes les plus caractéristiques de l'affection qui nous occupe, est entré dans une période de rémission qui a duré sept ans et a été considéré même par des médecins comme une guérison extraordinaire. Ce malade, dans le cours de cette période, s'est marié, a eu deux enfants; il chassait, travaillait et vivait comme tout le monde, et, après sept ans, il a été repris et n'a survécu que deux années à ce retour de l'affection.

Si la plupart des symptômes disparaissent, si pour le monde le malade est guéri, il ne peut l'être pour le médecin qui est sûr de son diagnostic.

Il est des signes qui ne peuvent s'effacer, ils restent

après la cessation la plus complète des caractères pathognomoniques, comme une menace effrayante et bien réelle de la fin qui doit suivre cette quiétude de la famille. Ces signes, ce sont les phénomènes convulsifs que déjà j'ai étudiés ; ils peuvent être diminués et avoir pour ainsi dire suivi la marche rétrograde des autres symptômes, mais ils ne s'effacent jamais complètement, ils sont indélébiles et restent quelquefois seuls pour indiquer que l'affection, à l'état latent et stationnaire, montre encore par son système nerveux et musculaire, qu'elle n'a pas abandonné le malheureux qui en doit mourir.

Dans les cas de rémission la plus complète, il est extrêmement important de rechercher avec la plus scrupuleuse attention s'il n'existe pas de ces phénomènes convulsifs dont la permanence et la persistance indiquent toujours l'existence d'une lésion grave du cerveau.

—

TROISIÈME PÉRIODE.

—

La dernière période est de toutes la plus remplie de phénomènes convulsifs.

La physionomie s'altère de plus en plus et devient presque méconnaissable à la suite de ces convulsions permanentes qui se sont étendues peu à peu à tous les muscles de la face. Les masséters eux-mêmes participent à cette généralisation de l'état convulsif, et on observe très-fréquemment des grincements de dents qui sont en grande partie le résultat des convulsions des muscles qui font mouvoir la mâchoire inférieure.

Les mouvements vermiculaires, les tremblements fibrillaires, les défauts de coordination des lèvres et de la langue sont quelquefois poussés au point de supprimer toute action musculaire voulue ou consciente.

Les membres qui ont progressivement cessé leurs fonctions essentielles, présentent des mouvements convulsifs de la plupart des muscles qui rendent la démarche impossible, lorsque les forces seraient encore suffisantes pour soutenir le poids du corps. Certains malades peuvent encore se soutenir debout, mais ils tombent dès qu'ils veulent faire quelques mouvements.

Il y a là un défaut de coordination qui se joint à l'état convulsif et paralyse toutes les forces. Si on tient ces malades par les bras, ils lèvent les jambes sans difficulté, mais le membre levé tremble, cherche un point d'appui qu'il ne peut trouver, va dans tous les sens et n'obéit plus à la volonté. Dans ce membre suspendu dans l'espace les mouvements convulsifs sont plus remarquables que la paralysie déjà très-avancée. S'il était simplement paralysé, on n'observerait aucun de ces phénomènes qui caractérisent d'une manière remarquable l'état convulsif des membres à la dernière période de la paralysie générale progressive.

A la suite d'une hémorrhagie cérébrale, lorsque la paralysie est complète, le membre reste comme une masse inerte, quels que soient les efforts produits par le malade pour le faire mouvoir. Dans la parésie plus ou moins accentuée, le malade traîne sa jambe qui reste en arrière, tandis que le paralytique la porte en avant et en haut et la laisse ainsi suspendue, en proie à ces convulsions qui enlèvent toute précision et produisent des chûtes fréquentes.

Les convulsions des membres inférieurs chez certains malades qui marchent encore, ont quelque analogie avec la démarche des choréïques. Cependant je dois faire remarquer que chez les choréïques, le défaut de coordination joue le principal rôle, tandis que chez les paralytiques, c'est l'état convulsif qui prédomine.

Tous les phénomènes convulsifs déjà étudiés sont notablement augmentés, et poussés quelquefois jusqu'aux dernières limites, surtout dans la forme convulsive.

On peut observer avec facilité cette marche envahissante de l'état convulsif qui, après avoir affecté d'abord exclusivement quelques muscles de la vie de relation, finit par nous montrer que les désordres de l'innervation du système nerveux central retentissent sur le système ganglionnaire. Je terminerai cet article par quelques considérations sur les phénomènes que je n'ai pas encore étudiés.

Les phénomènes mécaniques de la respiration offrent quelques particularités qui ne manquent pas d'importance.

Les muscles intercostaux se contractent faiblement et lentement, et nécessitent parfois des mouvements forcés du diaphragme qui doit suppléer à cette diminution de fonction.

Les mouvements respiratoires sont incomplets et moins fréquents qu'à l'état normal ; l'hématose n'est donc pas régulière, et cette quantité de sang qui n'est pas suffisamment vivifiée, peut contribuer à produire des congestions ou à entretenir cet état congestif qu'on observe si fréquemment chez ces malades. Le cœur lui-même est influencé dans ses fonctions, soit par l'état particulier des muscles du thorax, du diaphragme et même de ses oreillettes et surtout ses ventricules, qui à la fin offrent souvent une altération notable de ses fibres musculaires.

Le pharynx, l'œsophage, la tunique musculeuse de l'estomac et des intestins sont sujets, à des degrés divers, à ces états paralytiques et convulsifs que j'ai déjà signalés.

Ces convulsions sont permanentes ou passagères, idiopathiques, sympathiques ou symptomatiques ; celles qui sont permanentes ne peuvent être que le résultat de l'affection qui a fait des progrès, mais elles augmentent souvent momentanément sous l'influence d'une cause organique et le plus souvent mécanique, telle par exemple que le passage ou le séjour plus ou moins prolongé des aliments dans les premières voies ou des matières dans les intestins.

Les convulsions passagères sont le plus souvent liées à une cause physique ou morale de courte durée : idiopathiques, elles sont liées uniquement à la paralysie générale progressive, et varient d'intensité et de caractère d'après le degré de l'affection et surtout sa forme.

Elles peuvent présenter quelques caractères sympathiques d'une altération particulière de quelque appareil éloigné.

Parfois, elles offrent certaines particularités pathognomoniques d'une altération spéciale de l'appareil digestif, indépendante de la paralysie générale progressive.

Après avoir indiqué, à propos de la deuxième période,

l'état convulsif du pharynx et de l'œsophage, je me bornerai à suivre l'appareil digestif, c'est-à-dire à voir l'estomac et les intestins dans les altérations de fonction qui sont la conséquence de l'état convulsif.

J'ai déjà dit que les malades mangeaient et buvaient avec gloutonnerie. Il en résulte que les aliments arrivent parfois dans l'estomac sans avoir subi la mastication et l'insalivation. Malgré l'insuffisance de ces deux conditions importantes de la digestion, on voit rarement ces malades qui mangent souvent beaucoup, avoir des indigestions.

Sous l'influence de l'état convulsif de la tunique musculeuse de l'estomac, cet organe digère plus rapidement et avec plus de facilité.

Ses mouvements péristaltiques et antipéristaltiques sont plus accentués, plus fréquents, et permettent aux aliments de circuler dans la grande courbure avec plus de rapidité et d'être appliqués plus souvent et plus exactement contre la muqueuse. Il y a là comme une suractivité fonctionnelle qui s'ajoute à une augmentation de sécrétion du suc gastrique produite par la même cause.

L'état convulsif me paraît donc produire deux effets remarquables qui concourent au même but, la rapidité et la facilité de la digestion. D'un côté, l'action mécanique des parois, de l'autre, l'action physiologique et chimique du suc gastrique.

Cette activité fonctionnelle de l'estomac se continue pour les mêmes motifs dans le petit intestin, et les matières vont rapidement s'accumuler dans le gros intestin où les phénomènes digestifs cessent.

Ici, il y a comme une espèce d'atonie qui retient les matières dont tous les sucs ont été absorbés et qui contribuent souvent à produire ces constipations parfois si dangereuses.

Il est très-important de régulariser les selles des malades si on ne veut les exposer à des congestions extrêmement graves. Ainsi, tandis que l'estomac et le petit intestin sont soumis à une suractivité remarquable, les gros intestins offrent un état d'atonie, lié surtout à la paralysie qui mérite la plus grande attention.

—

CHAPITRE II.

Après avoir indiqué rapidement les symptômes convulsifs constants observés dans la paralysie générale progressive, accompagnés des considérations les plus importantes qui se rattachent à ce travail, j'arrive à la question essentielle du sujet, c'est-à-dire aux véritables accidents convulsifs qui peuvent être observés pendant le cours de cette affection.

On n'observe ces symptômes spéciaux que dans certains accidents de la maladie ou certaines lésions fonctionnelles ou organiques, passagères ou permanentes, en rapport avec l'affection qui nous occupe, ou indépendantes et consécutives à une maladie intercurrente ou concomitante.

Il n'est pas possible dans ce mémoire sans prétentions d'embrasser en entier tout ce qui se rapporte à cette étude intéressante des accidents convulsifs. Il faudrait en effet passer en revue toutes les névroses convulsives ainsi que la plupart des affections des centres nerveux.

Privé des éléments indispensables pour traiter complétement une question qui présente par elle-même de sérieuses difficultés; ne pouvant consulter aucun des auteurs qui de près ou de loin ont touché à quelques considérations sur les convulsions, je me renfermerai dans ma clinique personnelle et limiterai le sujet aux affections qui offrent les rapports les plus intimes et les plus intéressants avec la paralysie générale progressive considérée dans ses accidents convulsifs.

La longueur et l'étendue du travail pourrait nuire à la clarté des quelques propositions que j'aurai à établir.

J'étudierai principalement les convulsions épileptiques et les congestions des paralytiques avec accidents convulsifs.

—

DES CONVULSIONS ÉPILEPTIQUES

—

L'attaque d'épilepsie étudiée au point de vue purement convulsif, se présente d'une manière générale, comme il suit :

L'Aura, signal ordinaire du début de l'attaque, part d'un des points du corps, se propage jusqu'au cerveau ; aussitôt le malade perd connaissance, tombe insensible, et montre à partir de ce moment une série de phénomènes convulsifs que je diviserai en trois stades :

1° Immédiatement après la chute, convulsions toniques, permanentes, généralisées, ayant de grands rapports avec certaines contractures. Suppression momentanée de la respiration et de la circulation. Tous les muscles de la vie de relation et quelques-uns qui ne sont pas complètement sous la dépendance de la volonté sont inactifs, et cependant dans un état de tension remarquable.

Les membres et les articulations sont contractés, le cou se gonfle, les carotides sont distendues, la face devient violette, les globes oculaires sont déviés en haut et en dedans. (*Contraction forcée du grand oblique.*) Dans ce stade il n'y a aucune secousse. La convulsion d'un si grand nombre de muscles (*membres, face, yeux, cou, respiratoires, etc.*) est essentiellement tonique, uniformément persistante, mais de courte durée. Ordinairement, cet état ne dure que quelques secondes. Le fléchisseur du pouce est violemment convulsé, et ce doigt est d'habitude appliqué contre la paume de la main. Les autres doigts sont parfois à moitié fléchis; chez les malades qui ont une série d'attaques successives, on remarque encore fort bien ce premier stade, car lorsqu'on voit les muscles se raidir on dit avec raison qu'une nouvelle attaque commence.

2° Le deuxième stade est tout entier constitué par l'état convulsif proprement dit. C'est alors qu'on voit les convulsions types de l'épilepsie, elles sont essentiellement cloniques, saccadées, brusques dans les deux temps qui les constituent; à une contraction instantanée et rapide succède une distension de même nature. Tous les muscles de la face se convulsent plus ou moins, mais toujours avec une rapidité très-grande. Le globe oculaire exécute des mouvements en rapport avec les convulsions de ses muscles, mais il a une tendance à se porter en haut et en dedans. Le sourcilier est souvent très-convulsé.

L'orbiculaire des lèvres, dont les convulsions irrégulières se portent parfois sur un côté du muscle, examiné au moment où les autres muscles sont en convulsion, donne à la physionomie un aspect pénible et même effrayant.

La langue et les muscles masticateurs sont toujours en proie à ces convulsions affreuses, et il sort de la bouche des malades une écume abondante souvent ensanglantée par suite des morsures dont on voit des traces sur les bords de la langue. L'hypérémie des capillaires de la face et le gonflement des veines du cou persistent encore, mais à un degré moindre, par suite du rétablissement irrégulier et incomplet de la respiration et de la circulation.

Les muscles intercostaux par leurs convulsions cloniques provoquent des mouvements respiratoires prolongés et peu fréquents. Dans le cours de ce stade les malades laissent habituellement échapper leurs urines et quelquefois leurs matières fécales. La présence de l'urine dans le lit d'un épileptique est souvent le seul indice d'une attaque qu'il a eue dans la nuit.

Les muscles des membres exécutent des convulsions de même nature qui ne ressemblent pas à ces convulsions d'ensemble qu'on remarque habituellement dans l'attaque d'hystérie. Dans cette dernière affection, on observe des mouvements irréguliers soit des membres, soit du tronc ; tandis que dans l'épilepsie il n'y a que des convulsions cloniques, des secousses instantanées et rapides de certains muscles.

Dans la paralysie générale progressive, tous les symptômes convulsifs que nous avons signalés diffèrent essentiellement des phénomènes observés dans ces deux dernières affections. Il n'y a en effet que des mouvements fibrillaires et vermiculaires continus de quelques fibres musculaires ou au plus de quelques muscles.

Je caractériserai sans discussion ces trois ordres de convulsions comme il suit :

Pour l'hystérie, mouvements convulsifs, désordonnés des membres et du tronc.

Pour l'épilepsie, convulsions cloniques rapides et successives des muscles de la vie de relation.

Pour la paralysie générale, mouvements vermiculaires et fibrillaires permanents des fibres musculaires, plus ou moins accentués et généralisés.

3° Le troisième stade est caractérisé par la cessation de l'état convulsif que je viens d'indiquer ; espèce de collapsus général avec mouvements respiratoires activés, respiration bruyante, bronchique, décoloration rapide de la face, anéantissement des forces musculaires, prostration, lassitude, torpeur des facultés intellectuelles, etc...

L'attaque se termine ainsi ordinairement au bout de quelques minutes, sans qu'il reste rien dans la mémoire du malheureux qui vient d'en être frappé.

Il existe des différences suffisamment grandes entre les convulsions de l'épilepsie et les phénomènes convulsifs de la paralysie générale, pour qu'il soit inutile de discuter longuement sur un diagnostic différentiel posé dans ces circonstances; mais il n'en est pas de même quand il s'agit des accidents convulsifs de la paralysie générale progressive que nous n'avons pas encore étudiés dans ce qu'ils ont de plus caractéristique, c'est-à-dire dans les congestions cérébrales et les hémorragies.

Avant de commencer cette étude et pour éviter de prolonger ce mémoire, je citerai quelques observations personnelles qui me paraissent importantes à plusieurs points de vue, et bien à leur place entre l'article qui précède et celui qui va suivre.

Obs. 1. — Syphilis, paralysie générale progressive, a forme convulsive, hémorragie cérébrale pendant une attaque d'épilepsie. Mort a la suite d'une série d'attaques.

P... 37 ans. Célibataire, sans profession, tempérament sanguin, forte constitution (le père s'est suicidé). Hérédité. Livré depuis longtemps à des excès de tout genre sans cesse renouvelés, avait contracté vers l'âge de 25 ans, une syphilis constitutionnelle qu'il n'a jamais soignée quoiqu'il fut bien des fois suffisamment averti par des accidents sérieux qui s'étaient montrés avec une intensité toujours croissante.

En 1863, le caractère de cet homme parut se modifier sensiblement, il devint impératif, exigeant, et commença à rêver des projets grandioses qu'il voulut mettre à exécution. Il perdit beaucoup d'argent. Peu de temps après le début de ces légers troubles intellectuels, il venait d'apprendre qu'une faillite lui faisait perdre une somme considérable, il rentre chez lui avec un air un peu égaré et arrivé auprès de sa mère, il tombe tout à coup et a une attaque complète d'épilepsie qui dure quelques minutes; il se releva ignorant ce qui venait de se passer. Sa mère a bien observé les convulsions des membres et surtout de la face, la déviation des globes oculaires en haut et en dedans, l'écume à la bouche, le gonflement du cou, la congestion de la face qui était devenue violette, et les pouces dans les mains.

A ses premières idées ambitieuses se joignirent des

idées de mariage, et déjà dès ce moment, avant même cette première attaque, on s'est facilement rappelé d'avoir observé quelques tremblements des lèvres et de la langue avec un peu d'embarras de la parole, remarquables surtout pendant une conversation animée. On n'avait attaché aucune importance à ces phénomènes parce qu'on les attribuait toujours à l'effet de quelques excès alcooliques.

Après cette première attaque, une constipation opiniâtre se déclara et on eut beaucoup de peine à la vaincre. Peu de jours après, de nouvelles attaques d'épilepsie de plus en plus caractéristiques et dont la durée et la fréquence augmentaient visiblement, produisirent avec une rapidité qu'on ne peut expliquer que par ces crises elles-mêmes, tous les symptômes les plus caractéristiques de la paralysie générale progressive.

La pupille gauche était plus dilatée que la droite. Les lèvres ainsi que la plupart des muscles de la face étaient en proie à des mouvements vermiculaires extrêmement sensibles, surtout lorsque le malade parlait avec un peu d'animation ou lorsqu'il essayait de rire. Sa physionomie offrait un caractère particulier d'hébétude qui augmentait avec l'embarras de la parole, lié en partie au tremblement et aux mouvements fibrillaires de la langue. Les membres présentaient un affaiblissement musculaire notable, des convulsions persistantes et généralisées, un défaut de coordination des mouvements et une maladresse extrême, il marchait déjà en écartant les jambes.

Les symptômes psychiques n'étaient pas moins significatifs. Affaiblissement progressif et rapide des facultés intellectuelles, amnésie généralisée plus accentuée pour les faits récents dont il ne gardait quelquefois aucun souvenir; volonté annihilée, perversion remarquable des facultés affectives et morales. Le délire n'a pas cessé d'être ambitieux et de plus en plus incroyable.

Des illusions pathologiques sensorielles et personnelles, et des hallucinations fréquentes de l'ouïe et quelquefois de la vue complétaient l'état psychique de ce malheureux dont l'affection marchait avec une rapidité qui n'est pas ordinaire vers une terminaison aussi fatale qu'inévitable.

Ces désordres psychiques et somatiques s'aggravaient tous les jours et les attaques d'épilepsie ne tardèrent pas à affecter un caractère particulier et extrêmement alarmant. Le malade poussait un petit cri, perdait connaissance et tombait lourdement sur le côté gauche ; ses membres à demi fléchis et insensibles restaient quelques secondes sans mouvements et offraient une certaine rigidité (*convulsion clonique*), son cou se gonflait rapidement, sa face bouffie et violacée, ses yeux portés en haut et en dedans, ses lèvres violettes et gonflées donnaient à sa physionomie un aspect hideux.

La respiration était supprimée et le pouls considérablement ralenti. Après quelques secondes survenaient des convulsions cloniques des membres, de tous les muscles de la face, et une écume ensanglantée s'échappait en abondance de la bouche, le pouls devenait plus fréquent, la respiration se rétablissait, et en mettant les mains sur le thorax on pouvait facilement percevoir quelques mouvements convulsifs des muscles intercostaux. Après quelques minutes à peine, ces convulsions cessaient, la circulation activée désemplissait les veines du cou et les capillaires de la face qui reprenait sa couleur normale, mais la respiration devenait stertoreuse, les inspirations étaient profondes et pénibles, la vie de relation était tout entière dans un état d'affaissement et de torpeur remarquable. Ce troisième stade était beaucoup plus long que les deux autres et il ne cessait que pour céder la place à une nouvelle attaque d'épilepsie.

On voyait ainsi plus de vingt attaques se succéder sans interruption et durant ensemble quelquefois sept à huit heures.

Après une de ces séries d'attaques il ne put se relever, la moitié gauche du corps était complétement paralysée, et sa bouche était déviée à droite.

Les nouvelles attaques qui succédèrent à cette hémorragie cérébrale dont le siége probable était entre la couche optique et le corps strié de l'hémisphère droit, présentèrent une particularité remarquable et très-importante.

Le deuxième stade de chaque attaque se montrait d'une manière presque exclusive par des convulsions cloniques des muscles du côté paralysé. Les membres paralysés se convulsaient violemment tandis que les sains étaient presque inactifs. Les muscles de la face paralysés entraient aussi en convulsion et redressaient pour ainsi dire momentanément et par secousses la déviation de la bouche.

Les désordres de la paralysie générale sont arrivés promptement à la troisième période, le malade était gâteux depuis quelque temps déjà, lorsqu'il succomba pendant une de ses crises, dix mois environ après le début de l'affection.

Réflexions. — Cette observation que je regrette de ne pouvoir compléter par l'autopsie, offre cependant par elle-même un intérêt très-grand par les manifestations successives des désordres organiques qui ont dû se produire.

Chez cet homme, le terrain était suffisamment préparé d'avance par l'hérédité, les excès de tout genre et une syphilis constitutionnelle.

Les premières manifestations symptomatiques semblent avoir été de nature psychique.

Sans admettre d'une manière absolue les idées de Broussais et même de Lallemand, sur l'excitation, l'irritation et l'inflammation, je me servirai quelquefois de ces expressions dans un sens particulier que je déterminerai lorsque je n'y attacherai pas exactement le sens que Lallemand attribuait dans tous les cas à ces mots dont il a donné une signification générale dans ses études sur les maladies de l'encéphale.

Les premiers symptômes observés chez le malade qui fait le sujet de cette observation étaient évidemment la conséquence, le retentissement extérieur d'une lésion organique commençante du cerveau ou de ses membranes.

Il y avait dès le principe un commencement de paralysie générale progressive qui a affecté la forme convulsive, ou si on veut qui s'est compliqué d'épilepsie.

Le ramollissement inflammatoire de la périphérie de l'encéphale a-t-il débuté par les méninges ou par la substance corticale? Je n'hésite pas à croire que les premiers désordres se sont produits dans la substance grise périphérique et ont été caractérisés dès le début par l'état inflammatoire chronique et diffus, mais l'arachnoïde et la pie-mère ne sont pas restées étrangères à cet état et ont dû être affectées d'abord par un état d'irritation de nature congestive et non encore inflammatoire.

Les attaques d'épilepsie qui sont survenues si rapidement et se sont reproduites avec une fréquence et une violence de plus en plus grandes, sont évidemment liées à un état particulier, une lésion spéciale que l'autopsie seule pouvait révéler d'une manière certaine. Y avait-il là une tumeur gommeuse syphilitique de la base du crâne, située au voisinage de l'hexagone cérébral, qui aurait été en même temps la cause des attaques, de l'hémorragie et de la terminaison ?

La présence d'une tumeur intra-crânienne explique en effet le trouble de la circulation cérébrale et de l'innervation et par suite les attaques d'épilepsie, l'hémorragie par rupture de quelque vaisseau et la mort par suite d'une nouvelle hémorragie foudroyante.

En l'absence de tumeur, on pourrait attribuer les symptômes observés à un état particulier de la pie-mère et de l'arachnoïde qui tapissent les cavités du cerveau.

On a rapporté l'état convulsif en général à une altération spéciale des enveloppes du cerveau. Il ne faudrait pas se hâter de conclure que les convulsions sont toujours la conséquence d'une méningite. De même qu'on ne peut admettre d'une manière absolue que le ramollissement aigu du cerveau est à l'hémorragie cérébrale comme la convulsion est à la paralysie.

La lésion constante des méninges dans la paralysie générale progressive est évidemment la cause immédiate des phénomènes convulsifs permanents observables dans tous les cas et à toutes les périodes à des degrés divers.

Mais l'inflammation de la pie-mère ne peut seule produire les attaques d'épilepsie que nous avons constatées. Il est des lésions dont on n'a pas tenu un compte assez rigoureux parce qu'il arrive souvent qu'elles ne laissent pas de traces après la mort.

Si la lésion des méninges, au lieu de se borner aux

enveloppes extérieures, se propage ou est portée par une cause quelconque dans les cavités du cerveau, il est évident qu'on doit observer de nouveaux symptômes en rapport avec les fonctions de ces membranes intraventriculaires et les lésions dont elles sont affectées.

Si la pie-mère membrane cellulo-vasculaire, présente un état d'excitation que j'appellerai physiologique, caractérisé par un accroissement d'activité dans la circulation, il devra en résulter une suractivité fonctionnelle de la toile choroïdienne du plexus choroïde et même de l'arachnoïde ventriculaire qui dans ce cas pourra produire une plus grande quantité de sérosité qui s'écoulera plus rapidement qu'à l'état normal.

Si on suppose la pie-mère soumise à une irritation de nature congestive caractérisée par une activité fiévreuse, désordonnée, de la circulation irrégulière, il doit s'en suivre que la quantité de sang qui arrive dans un temps donné est supérieure à celle qui disparaît dans le même temps; de là, congestion et turgescence de la toile choroïdienne et des plexus choroïdes, altération du sang qui séjourne trop longtemps et n'accomplit qu'incomplètement l'acte de la nutrition, diminution légère de capacité des ventricules, sécrétion de sérosité diminuée ou transformée, altération de cette sérosité si l'irritation persiste et augmente, etc., etc.

J'ajouterai à propos de cette sérosité dont les fonctions n'ont pas été étudiées sérieusement, qu'elle exerce une influence très-grande dans les manifestations symptomatiques d'un grand nombre d'affections cérébrales. Dans beaucoup d'observations rapportées par les auteurs les plus opposés comme opinion, l'autopsie a révélé l'existence d'une sérosité trouble, citrine, jaune, verdâtre, etc., toutes les fois qu'on avait constaté des symptômes convulsifs remarquables. Les convulsions qui, la plupart du temps, affectaient le type épileptique se montraient habituellement des deux côtés du corps, mais d'une manière inégale, et on ne pouvait mieux expliquer ces symptômes que par l'inflammation des enveloppes.

Les auteurs ne manquent jamais de faire cette remarque, que du moment où les convulsions s'observent des deux côtés du corps elles ne peuveut être la conséquence d'une altération inflammatoire ou autre d'un hémisphère. Il est évident qu'ils ne pensaient même pas à l'état des méninges ventriculaires et à la sérosité qui est contenue dans ces cavités.

Si l'inflammation des méninges se généralise ou se localise dans les ventricules, les désordres deviennent plus graves et leurs manifestations plus remarquables. Dans ces cas seulement, lorsque l'inflammation a été d'une certaine durée, on trouve à l'autopsie quelques lésions anatomiques de la pie-mère, de l'arachnoïde et des parois ventriculaires qui expliquent d'une manière très-incomplète les symptômes observés.

Quelquefois on ne trouve pas de sérosité ou il y en a peu ; rien n'indique le degré d'altération de sécrétion de l'arachnoïde, ni de circulation de la pie-mère, si ce n'est un peu de congestion, d'inflammation, l'aspect turgescent et la couleur vineuse du plexus choroïde.

Le malade dont il s'agit a eu pendant ses crises une hémorragie cérébrale caractérisée par une paralysie complète et persistante du côté gauche et une déviation de la bouche à droite. Il n'est guère possible d'assigner à cette hémorragie une autre place que la partie interne de la couche optique et du corps strié de l'hémisphère droit.

Cette hémorragie devait être très-rapprochée du ventricule, et ce voisinage n'est probablement pas étranger aux convulsions observées plus tard dans les membres paralysés.

La circulation cérébrale devait être pendant les attaques dans un état analogue aux capillaires de la face, et une rupture de vaisseau n'est pas impossible dans ces cas.

Il est probable que pendant la dernière attaque il s'est produit une hémorragie très-considérable avec épanchement de sang dans un des ventricules.

Obs. 2. — Paralysie générale progressive simple. Autopsie.

G..., 34 ans, officier, tempérament nervoso-sanguin, bonne constitution, (le père est mort à un âge assez avancé, paralysé depuis longtemps), excès alcooliques et vénériens, syphilis. Depuis 1859, ce malade traîne d'hôpital en hôpital jusqu'en 1863 où on est dans la nécessité de le placer dans une asile d'aliénés. Constitution détériorée, amaigrissement très-prononcé, débilité du système musculaire, pupilles égales, constipation, pouls petit, fréquent (120 pulsations), respiration anxieuse et saccadée, priapisme, embarras prononcé de la parole, tremblements vermiculaires de la langue et des lèvres, écriture difforme (il oublie des mots), tels sont les principaux symptômes somatiques observés à son entrée, époque déjà bien postérieure au début probable de l'affection.

Les désordres psychiques extrêmement variables chez ce malade présentaient toujours un fond de délire ambitieux qui a persisté jusqu'à la fin.

Le délire d'abord hypocondriaque, s'est transformé plusieurs fois d'une manière remarquable après des alternatives nombreuses de gaieté et de tristesse profonde; des idées lypémaniaques se sont montrées pendant quelque temps (*on voulait l'empoisonner, etc.*); l'exagération des sentiments religieux qui a succédé et coïncidé avec des hallucinations nombreuses de l'ouïe et de la vue, n'a cédé qu'à une période de mélancolie pendant laquelle est survenue une stupeur profonde avec perversion du sens moral; alors il s'est cru Dieu, et la déchéance rapide des facultés et des mouvements l'a conduit progressivement au marasme qui s'est terminé par la mort au commencement de 1867.

Indépendamment des désordres psychiques que je viens d'indiquer, les facultés ont offert des lésions successives qui n'ont jamais cessé d'être progressives dans leur marche continue.

La mémoire a été la première visiblement atteinte. L'amnésie d'abord légère, partielle, localisée aux faits récents, s'est étendue peu à peu et était devenue presque complète à la fin de 1865.

La volonté d'abord inconstante, s'est rapidement pervertie puis effacée pour laisser le champ libre aux instincts et aux impulsions inconscientes.

Les facultés intellectuelles se sont affaiblies progressivement jusqu'à la démence complète.

Les facultés morales ont été perverties peu de temps après le début de l'affection, et les facultés affectives se sont complètement éteintes au moment où le délire a présenté des tendances égoïstes en se caractérisant par des idées hypocondriaques et lypémaniaques.

Les phénomènes convulsifs ont présenté une marche

régulière et progressive sans accidents congestifs appréciables. Tremblements des membres, maladresse, mouvements vermiculaires et fibrillaires des muscles de la face de plus en plus accentués; les tremblements de la langue ont été poussés à un degré très-avancé, et cet organe a été tuméfié pendant quelque temps.

Nécropsie. — L'autopsie, faite vingt-quatre heures après la mort, a révélé dans le cerveau les lésions suivantes :

La dure-mère dans la région fronto-pariétale semble amincie et offre en plusieurs points des éraillures. Sa face interne paraît tapissée de néo-membranes qui forment une couche continue sur toute la portion correspondant à la face convexe des hémisphères, et sur l'une et l'autre face de la faux du cerveau. La néo-membrane est adhérente à la dure-mère, mais s'en sépare facilement et par larges lambeaux, étant à la fois souple et résistante; son épaisseur varie et dans plusieurs endroits est de plus d'un millimètre; elle est d'un gris rosé avec quelques taches ou plaques rouges, les unes claires, dues à une légère et fine vascularisation; les autres très-foncées, dues à de petits épanchements sanguins.

Cette fausse membrane est formée de plusieurs couches superposées et non adhérentes entr'elles en plusieurs endroits.

Quand on enlève le cerveau, plus d'un verre de sérosité s'écoule, provenant du tissu sous-arachnoïdien et des ventricules.

Sur la face convexe des lobes antérieurs, l'enveloppe méningienne a perdu tout à fait sa transparence, elle est plus ou moins opaque et même en plusieurs endroits d'un blanc de lait.

Elle est épaissie, résistante, très-difficile à détacher du cerveau et entraîne avec elle la laine superficielle de la couche corticale qui apparaît inégale, érodée sans rougeur. Cette altération caractéristique de la paralysie générale, va en diminuant d'avant en arrière. Sur la surface externe de chacun des lobes postérieurs, on remarque une plaque d'un rouge un peu violacé, produit d'un travail morbide récent, dû à l'injection de vaisseaux dont les plus petits forment des stries très-fines et aussi à une légère suffusion sanguine. La pie-mère adhère au niveau de cette plaque à la couche corticale dont elle ne se sépare pas sans érosion. Les méninges internes sont injectées, mais conservent leur transparence et laissent la substance grise intacte en s'en séparant.

Au-delà de ces altérations, les couches plus profondes sont de bonne consistance, et la substance cérébrale s'offre à l'état normal.

Réflexions. — Cette observation est intéressante sous trois points de vue; je ne signalerai que les deux premiers pour m'arrêter un instant sur le troisième.

La forme simple de l'affection rend compte de la marche lente et progressive, de la durée relativement longue et de la terminaison. Les symptômes n'ont pas cessé d'indiquer la progression des lésions organiques qui se sont succédées régulièrement sans se compliquer d'accidents de nature convulsive ou congestive.

L'étude psychique de cette observation est très-intéressante par les diverses manifestations qui se sont succédées.

Le délire, ce protée parfois insaisissable, qui varie si souvent et si étrangement dans certains cas, a affecté des formes nombreuses qui dans leur succession offrent cependant des rapports qui les lient d'une manière remarquable. Ce fond de délire ambitieux, suivant dans ses manifestations désordonnées la marche croissante des lésions organiques, s'est trouvé successivement combiné et quelquefois plus ou moins obscurci par des idées hypocondriaques, lypémaniaques et mélancoliques liées probablement aux phénomènes physiologico-pathologiques qui se produisaient dans le cerveau, ses membranes et ses liquides.

L'autopsie a révelé les lésions constantes types de la paralysie générale progressive. Une seule de ces lésions m'arrêtera un instant ; c'est la présence de ces néo-membranes qui tapissaient la face viscérale de la dure-mère.

Dans l'étude extrêmement importante et du plus haut intérêt des fonctions physiologico-pathologiques des méninges, on ne doit jamais perdre de vue la structure anatomique de chacune d'elles. Les fonctions qu'elles remplissent et les altérations diverses qu'elles peuvent présenter.

L'arachnoïde est une séreuse dont la finesse excessive est en rapport avec les fonctions délicates qu'elle a à remplir. Elle est bien protégée par sa position contre les agents extérieurs, mais elle peut être facilement influencée par certaines dispositions intérieures de cause organique ou fonctionnelle des appareils dissemblables qu'elle tapisse ou qui l'environnent.

La dure-mère présentait des éraillures et un amincissement par place qui montraient sur ces points les altérations les plus caractéristiques de l'arachnoïde.

L'arachnoïde s'est trouvée épaissie et opaque sur certains points par suite de l'inflammation chronique de cette membrane.

Quant aux néo-membranes placées entre la dure-mère et le feuillet pariétal de l'arachnoïde, elles se sont montrées parfois sous l'aspect de plaques superposées et non adhérentes. Leur formation s'est effectuée successivement à des époques variables et avec une certaine lenteur à la suite d'une exsudation plasmatique ou plutôt d'une hypersécrétion inflammatoire de sérosité renfermant une quantité considérable d'albumine qui s'est étalée peu à peu entre les deux membranes, s'est solidifiée et organisée lentement à mesure que de nouvelles couches venaient s'interposer et détruire de plus en plus les adhérences de la dure-mère et du feuillet pariétal de l'arachnoïde.

Ces lésions ont présenté manifestement le caractère lentement progressif des symptômes observés.

Toutes ces lésions anatomiques ont leur raison d'être, mais elles n'expliquent pas toujours les symptômes observés; car si on ne voit que les lésions cadavériques, on néglige des désordres considérables qui ne laissent pas de traces après la mort et qui souvent sont la cause immédiate des plus formidables symptômes.

Il est certain que lorsque la pie-mère est excitée, irritée, congestionnée ou enflammée, elle retentit fatalement par ses rapports avec l'arachnoïde dont les fonctions sont parfois troublées sans qu'il y ait encore de lésion organique manifeste.

Quoique les lésions découvertes après la mort n'expliquent pas dans bien des cas les symptômes observés pendant la vie, l'anatomie pathologique, cette science à laquelle la médecine doit tant de découvertes, nous montre le plus souvent, ou au moins nous fait pressentir la succession régulière des troubles fonctionnels d'une affection par la marche des désordres organiques constatés.

Obs. 3. — Paralysie générale progressive simple. Durée remarquable (11 ans). Congestion séreuse. Autopsie.

La nommée L..., 46 ans, couturière, tempérament nervoso-sanguin, bonne constitution, traitée une première fois à la Salpêtrière, en février 1856, pour une démence consécutive à des accès de manie, transférée en 1859, dans un asile départemental où elle a offert dès son arrivée des signes manifestes de paralysie générale progressive.

La figure plutôt pâle que colorée offre quelques vergetures sanguines sur les joues. La pupille gauche a toujours été plus dilatée que la droite; ses lèvres sont en proie à un mouvement fibrillaire presque imperceptible, sa langue est tremblante, sans déviation, et la parole n'est embarrassée d'une manière manifeste que lorsqu'elle est un peu excitée ou qu'on la fait parler depuis longtemps.

Le côté droit a toujours paru un peu plus faible que le gauche.

Cette malade est très-impressionnable, ses facultés intellectuelles s'affaiblissent visiblement, la mémoire est très-infidèle, les facultés affectives sont annihilées, elle a souvent des illusions pathologiques et parfois des hallucinations de l'ouïe qui la portent à rire ou la rendent très-méfiante à l'égard des personnes qui l'entourent, au point qu'elle reste parfois plusieurs jours pensive sans dire un mot.

Les conceptions délirantes n'ont jamais affecté le caractère ambitieux, c'était plutôt au point de vue psychique la marche régulière et progressive des symptômes d'une démence simple.

L'incohérence des idées et des actes a été très-manifeste dès le début de la deuxième période de l'affection. A ce moment, les mouvements vermiculaires et fibrillaires des muscles de la face, des lèvres et de la langue s'accentuaient de plus en plus, les tremblements des membres devenaient facilement perceptibles, la maladresse et un peu de défaut de coordination des mouvements caractérisaient d'une manière remarquable les symptômes somatiques de la deuxième période.

La mémoire s'est effacée peu à peu ainsi que les facultés intellectuelles, le sens moral qui s'était perverti pendant quelque temps s'est oblitéré à jamais. La paralysie du rectum et de la vessie a succédé à ces symptômes, aggravé la position de la malade, et a été suivie de près par une inertie presque complète des membres inférieurs qui ne pouvaient plus supporter le poids du corps. La parole était devenue presque impossible, la figure sans cesse grimaçante et hébétée indiquait que cette femme n'avait plus qu'une existence automatique, il ne subsistait que quelques instincts et les fonctions organiques indispensables à la vie.

Enfin, en avril 1867, le marasme paralytique s'était emparé d'elle depuis quelque temps lorsqu'elle a succombé rapidement à une congestion séreuse.

Nécropsie. — L'autopsie a été faite 35 heures après la mort.

Habitude extérieure. — Longueur du corps, 1m 52c; poids, 109 livres. La rigidité cadavérique n'est pas très-marquée, le sujet présente l'engraissement particulier et fréquent des femmes paralytiques; la peau est blanche, sans ecchymoses, lorsqu'on la coupe on trouve le tissu adipeux subjacent d'une couleur jaune foncé. Les muscles sont décolorés, ramollis et infiltrés.

Tête. — Le cuir chevelu et les os du crâne sont très-épais, le diploé est compacte. A l'ouverture de la dure-mère, il s'est écoulé une quantité de sérosité qui, jointe à celle qui est restée dans la boîte crânienne après l'enlèvement du cerveau, équivaut à un verre ordinaire. La dure-mère est amincie et friable, et la glande pinéale ramollie et d'une couleur rouge brique.

Poids de l'encéphale		1160	grammes.
—	hémisphère droit	483	—
—	hémisphère gauche	480	—
—	cervelet	137	—
—	protubérance et bulbe	33	—

Il s'est écoulé environ 27 grammes de sérosité en séparant les hémisphères et le cervelet.

L'arachnoïde est parsemée de taches laiteuses; les deux hémisphères s'écartaient l'un de l'autre. Les circonvolutions sont affaissées et les anfractuosités peu marquées.

Hémisphère droit. — Les membranes ne s'enlèvent que très-difficilement et entraînent avec elles des lambeaux considérables de substance cérébrale, laissant au-dessous des empreintes irrégulières qui ont l'aspect de cicatrices. Ces empreintes occupent toute l'épaisseur de la substance grise et sont surtout marquées à la partie latérale et interne du lobe antérieur et à la partie inférieure du lobe postérieur.

La substance grise est d'une couleur plus terne qu'à l'état normal, et sa séparation avec la substance blanche est moins marquée. Dans les endroits où la substance grise est le plus ramollie, la substance blanche immédiatement au-dessous présente une induration d'une épaisseur d'un millimètre. La substance blanche offre un léger sablé caractéristique de l'hypérémie passive.

La cavité du ventricule latéral est dilatée et contient de la sérosité ; les parois sont très-ramollies et d'une couleur de lait.

Le plexus choroïde est rouge vineux et ne renferme pas de kyste.

La substance grise du corps strié est ramollie et plus foncée qu'à l'état normal.

La partie de la couche optique qui se trouve à la limite des substances grise et blanche est ramollie et d'une couleur jaune-clair.

Hémisphère gauche. — L'hémisphère gauche nous présente les mêmes lésions que le droit. Nous y trouvons de plus la substance blanche du lobe antérieur très-ramollie et offrant la couleur et l'aspect de la crème de lait.

Dans la substance blanche de la couche optique nous trouvons une cicatrice brune, trace probable d'un ancien foyer hémorragique.

La substance grise est ramollie et d'une couleur chair pâle.

Cervelet. — Les membranes se détachent facilement. La partie moyenne de la substance blanche est ramollie. La substance grise présente par places quelques traces de ramollissement. La partie grise qui constitue les ramifications de l'arbre de vie est plus foncée qu'à l'état normal, mais non ramollie.

Protubérance et bulbe. — Léger ramollissement de la substance grise périphérique de la protubérance. Bulbe normal.

Poumons. — Sérosité dans la plèvre du côté droit sans traces d'inflammation, poumons sains, ne présentant que de la congestion hypostatique à la base.

Cœur. — Parois épaissies, ramollies, friables. Cavités dilatées, caillots fibrineux dans le ventricule gauche et l'oreillette droite. Les valvules sont saines.

Foie. — Congestionné sans autre altération organique.

Les autres organes sont normaux.

Réflexions. — Quoique l'étiologie de cette affection ne nous ait pas été révélée, nous avons tout lieu de croire, vu la profession et les circonstances probables dans lesquelles la malade a vécu, que les causes essentielles ont été des excès multiples joints à des conditions misérables d'une existence malheureuse. L'usure généralisée et progressive du cerveau vient à l'appui de nos hypothèses.

La symptomatologie a été d'une régularité extrême et a progressé dans ses manifestations proportionnellement à la marche lente, continue et envahissante des lésions organiques.

Je dois faire remarquer cette absence de délire caractéristique qui, dans bien des cas, a une importance que les nombreuses observations pourront déterminer un jour d'une manière irréfutable. Jamais on n'a vu de délire ambitieux; les conceptions délirantes, vives au début, se sont affaiblies avec les facultés qui comme certains vaisseaux avariés s'affaissent peu à peu et ne font complétement naufrage que lorsqu'il n'y a plus aucun élément de réaction. Toutes les facultés ont cédé lentement et successivement; les plus délicates ont disparu les premières, la raison a suivi en fuyant la marche des lésions organiques et des symptômes somatiques les plus importants et les moins variables.

Cette décadence des facultés indique bien par sa marche une lésion grave de l'encéphale qu'on ne peut spécifier d'une manière certaine qu'avec les phénomènes convulsifs et paralytiques qui ne manquent jamais dans la paralysie générale progressive.

Les convulsions nous ont montré aux trois périodes de la maladie les caractères types que j'ai déjà décrits. Ces états qui s'accentuent à mesure que la maladie progresse ont été pour ainsi dire pendant quelque temps les seuls symptômes pathognomoniques qui donnent la certitude.

La durée de cette affection vient à l'appui d'une remarque dont j'ai eu bien des fois l'occasion de vérifier l'exactitude. Je la résume par ces deux propositions dont la démonstration nous entraînerait trop loin :

Les paralytiques simples vivent plus longtemps que les paralytiques congestifs et convulsifs.

Les femmes, qui sont beaucoup plus rarement que les hommes atteintes de cette affection, y résistent plus longtemps.

J'ai la conviction que la durée moyenne de la vie des paralytiques femmes est d'un grand tiers supérieure à celle des hommes.

L'autopsie nous a révélé les lésions les plus ordinaires et les mieux caractérisées de la péri-encéphalite chronique diffuse.

Je ne m'arrêterai un instant que sur deux caractères particuliers qui me paraissent avoir une assez grande importance. D'abord l'induration de la substance blanche périphérique et puis la présence de la sérosité dans la plèvre.

Chez les paralytiques qui ont parcouru complètement les trois périodes de leur maladie, lorsque surtout la márche a été relativement lente, on trouve très-souvent, pour ne pas dire toujours, une induration d'une légère couche de substance blanche située immédiatement après la substanse grise ramollie qui par ses adhérences se laisse entraîner par les méninges. Ces faits ont déjà été signalés et j'ignore si on a cherché à les expliquer.

Cette induration qui tranche si étrangement avec la consistance crémeuse de la substance corticale, me paraît être la conséquence d'une inflammation consécutive.

Lorsque la substance grise et les méninges sont gravement lésées, la substance blanche participe à la longue à cette inflammation périphérique par suite du contact immédiat et des rapports fonctionnels avec la périphérie du cerveau. Mais cette inflammation qui ne survient que longtemps après le début de l'affection, offre des caractères particuliers qui la différencient des encéphalites aiguës, des inflammations localisées dans la masse de la substance blanche, des abcès de diverse nature et des ramollissements inflammatoires.

Cette inflammation périphérique de la substance blanche est plus ou moins généralisée, offre un caractère essentiellement chronique et ne tend jamais à la suppuration.

On trouve parfois autour des foyers purulents de l'encéphale, la substance blanche indurée. Elle a parcouru dans ce cas des phases analogues à celles indiquées pour la substance périphérique.

Cette inflammation chronique, consécutive, produite pour ainsi dire par action de contact, ne pouvant se terminer par suppuration, doit forcément arriver à l'induration que l'on constate si souvent.

L'état inflammatoire de la substance cérébrale ne peut

se terminer que de trois manières différentes : la suppuration, le ramollissement et l'induration. Ces trois modes se confondent plus ou moins dans ce que l'on appelle les cicatrices du cerveau, véritables lignes cicatricielles indurées, terminaison la plus heureuse d'une imflammation suppurative ou d'un ramollissement inflammatoire aigu.

La deuxième particularité réside dans la présence simultanée de la sérosité dans l'arachnoïde et la plèvre non enflammée ; je n'en dirai qu'un mot.

Il est très-fréquent dans les asiles d'aliénés d'observer ces migrations, ces métastases de la sérosité dans les grandes séreuses qui, quoique éloignées les unes des autres et enveloppant des organes dissemblables, sont intimement liées par leurs fonctions physiologiques et les divers états pathologiques qui les affectent.

Dans certaines conditions organiques on voit la sérosité se produire en grande quantité et envahir à la fois plusieurs séreuses. D'autrefois, une séreuse remplie de liquide se dégage pendant qu'un autre se prend. Il y a là une espèce d'équilibre qui jette de l'incertitude dans le pronostic et fait modifier le traitement.

Ces rapports intimes qui unissent les séreuses entre elles peuvent être comparées aux fonctions d'élimination de la peau et des reins. On urine d'autant moins qu'on transpire davantage et réciproquement.

Obs. 4. — Paralysie générale progressive a forme congestive. Asphyxie rapide. Mort. Autopsie.

P..., 42 ans, marié, cultivateur, ancien militaire, tempérament sanguin, bonne constitution, excès alcooliques, a présenté les premières manifestations de sa maladie pendant le cours de 1865 ; bizarrerie de caractère, quelques absences. Pendant l'été, il s'agite presque instantanément sans cause connue et on croit à un accès de manie aiguë. Congestion passive, capillaires de la face turgescents (*ralentissement probable des vaso-moteurs*). Au commencement de 1866, on observe le délire hypocondriaque et on croit à une lypémanie avec stupeur ; mais peu de temps après se montrent des sentiments expansifs très-développés, une loquacité excessive, pantomime animée, projets ambitieux, amnésie portant principalement sur les faits récents, affaiblissement des facultés intellectuelles, pas de manifestation des facultés affectives, nouvel état congestif de l'encéphale. Les pupilles sont inégales, les lèvres et la langue tremblent d'une manière très-visible, surtout lorsque le malade est animé ; la parole est embarrassée et la démarche peu sûre.

Le malade étant allé travailler avec sa femme dans les champs, perd connaissance, tombe, et lorsqu'on le releva, il avait le côté gauche paralysé. La pupille gauche reste plus dilatée que la droite. Le calme revient et l'embarras de la parole diminue. La paralysie du côté gauche a un peu diminué, mais l'agitation avec congestion passive a reparu jusqu'au commencement de 1867.

A ce moment les phénomènes convulsifs étaient très-prononcés, les facultés intellectuelles s'effaçaient visiblement et la miotilité était tous les jours de plus en plus compromise, lorsqu'il succomba rapidement à une congestion avec asphyxie produite par une accumulation d'aliments dans l'arrière-gorge, le pharynx et le larynx.

Nécropsie. — L'autopsie a été faite 28 heures après la mort ; peau décolorée à la partie antérieure du corps, taches ecchymotiques à la face dorsale des membres, surtout aux bras, face postérieure du thorax et du bassin violacée ; face bouffie, yeux saillants, cou gonflé ; arrière-gorge, pharynx et œsophage distendus par une quantité considérable d'aliments. Cavités droites du cœur remplies de sang noir et de caillots.

Cerveau. — Dure-mère épaissie, peu résistante ; les sinus sont remplis de sang noir. Congestion plus considérable à gauche qu'à droite. Ramollissement de la substance grise de la périphérie du cerveau. Adhérences nombreuses, larges et profondes. Sérosité sanguinolente dans la cavité de l'arachnoïde et les ventricules latéraux. Ventricule droit dilaté, ramolli. Plexus choroïdes couleur lie de vin. La substance grise des couches optiques et des corps striés est d'une couleur plus foncée qu'à l'état normal. Léger sablé de la substance blanche, quelques traces de ramollissement dans la masse du cerveau.

Le cervelet, la protubérance et le bulbe à l'état normal ne présentent qu'un peu de congestion de leurs enveloppes participant à la congestion générale.

Réflexions. — Dans les quelques réflexions qui suivent, je me bornerai à indiquer quelques-uns des caractères symptomatiques et anatomo-pathologiques de la paralysie générale progressive à forme congestive.

Les symptômes de manie aiguë avec état congestif de l'encéphale qui se sont montrés dès le commencement de l'affection, ont des rapports intimes avec la manie congestive de M. Baillarger, lorsqu'elle se termine par la paralysie générale progressive.

Le malade a eu plusieurs congestions à différents degrés qui se sont traduites par des symptômes dont la gravité croissante a toujours été en rapport avec les lésions organiques et les désordres fonctionnels qui en ont été la conséquence.

La marche de l'affection a été très-rapide et les lésions cérébrales plus accentuées et surtout plus généralisées que dans la plupart des cas de paralysie générale progressive simple.

Indépendamment du ramollissement de la substance corticale et des adhérences nombreuses et profondes des méninges observables dans tous les cas à des degrés divers, je ferai remarquer les désordres successifs produits par la congestion dans la masse du cerveau. La sérosité sanguinolente, la turgescence des plexus choroïdes, le sablé de la substance blanche sont des lésions terminales qui se rattachent presque complètement à la dernière congestion et non comme on pourrait le supposer à des altérations purement cadavériques. Mais le ramollissement du ventricule latéral droit lié évidemment à la paralysie du côté gauche, cette coloration foncée de la substance grise des couches optiques et des corps striés, ces traces de ramollissement disséminées dans la masse du cerveau ne peuvent être que le résultat des états congestifs observés pendant la vie.

Ces congestions successives plus ou moins permanentes amènent toujours une diminution de consistance qui peut aller jusqu'au ramollissement diffus qui n'a aucun rapport avec le ramollissement aigu si bien décrit par Lallemand. On ne trouve jamais en effet ces localisations remarquables de l'inflammation qui tend toujours à la suppuration, ces kystes ou foyers purulents isolés ou réunis en masse, ni ces terminaisons heureuses représentées par des cicatrices, dernier terme de l'inflammation.

Obs. 5. — Paralysie générale progressive a forme congestive. Accidents convulsifs. Décès. Autopsie.

D..., 35 ans, coutelier, tempérament nervoso-sanguin, bonne constitution, après des excès de tout genre a présenté au commencement de 1866 quelques symptômes de paralysie générale progressive, caractérisés surtout par des congestions cérébrales d'abord fugaces et bénignes sans perte de connaissance. Ces congestions se sont aggravées et multipliées, et on a cru un instant à des attaques d'épilepsie. Transporté en mars 1867, ce malheureux était déjà à la dernière période de la maladie.

Paralysie complète des membres, du rectum et de la vessie; l'embarras de la parole est telle que le malade peut à peine prononcer quelques syllabes. La pupille gauche est plus dilatée que la droite; les mouvements vermiculaires et les tremblements fibrillaires de certains muscles sont constants et très-accentués surtout à la face qui a perdu toute expression.

Les facultés intellectuelles sont annihilées, cependant il a quelques hallucinations qui produisent une insomnie rebelle.

Jusqu'en juillet 1867, époque à laquelle il a enfin succombé dans le marasme le plus profond, il a eu de nombreuses congestions qui nous ont paru plutôt séreuses que sanguines, mais probablement constituées par ces liquides différents (*sang et sérosité*), dont la circulation encéphalique offre de nombreux rapports fonctionnels.

Pendant ces congestions, ces crises, ces attaques qui se reproduisaient si souvent, on pouvait observer des convulsions cloniques spéciales de la plupart des muscles de la vie de relation.

La face était sans cesse grimaçante et exprimait à chaque instant un aspect particulier et différent en rapport avec les muscles qui à ce moment étaient convulsés.

Les convulsions étaient caractérisées surtout par des tensions rapides peu étendues et extrêmement désordonnées qui se combinaient avec les mouvements vermiculaires habituels des fibres musculaires. La bouche par des secousses saccadées se déviait à gauche, les orbites eux-mêmes étaient en proie à des convulsions déréglées sans qu'il existe aucune tendance à la déviation habituelle observée pendant les attaques d'épilepsie.

Les membres étaient en proie aux mêmes accidents convulsifs qui n'atteignaient jamais dans leurs contractions instantanées, la violence qu'on observe dans l'épilepsie.

Cet état durait quelquefois pendant plusieurs heures et cessait souvent sous l'influence de lavements purgatifs et de synapismes.

NÉCROPSIE. — 24 heures après la mort.

Poids du corps , 75 livres.

Longueur, 1^{m} 60.

Amaigrissement excessif, atrophie musculaire, rigidité cadavérique des membres inférieurs , eschare au sacrum au niveau de la 2e vertèbre sacrée, œdème de la main et du bras gauche.

A l'ouverture du crâne, il s'écoule une quantité de sérosité équivalent à plus d'un verre.

Cerveau et cervelet,	poids,	980	grammes.
Hémisphère droit,	—	400	—
Hémisphère gauche,	—	420	—

Protubérance et bulbe	poids	20	grammes
Cervelet,	—	97	—

La dure-mère est amincie, friable, les circonvolutions sont affaissées, les anfractuosités moins profondes qu'à l'état normal, injection des méninges. Les veines qui couvrent la périphérie du cerveau sont distendues et d'une couleur bleuâtre. Des plaques lactescentes se remarquent sur les deux hémisphères, principalement à la partie supérieure des lobes antérieurs.

La pie-mère est adhérente à la substance cérébrale. Quand on veut l'en détacher, elle amène avec elle des lambeaux de substance grise assez volumineux, laissant après eux des marques irrégulières ressemblant à de larges ulcérations à bords taillés à pic et dont le fond est constitué par le commencement de la substance blanche, qui paraît sur ces points relativement indurée.

Ce ramollissement considérable de la substance grise de la périphérie de l'encéphale est très-marqué à la partie latérale interne du lobe antérieur où la substance corticale se détache par plaques de 4 à 5 centimètres de diamètre.

A la coupe, on remarque un léger sablé de la substance blanche.

La substance blanche de la couche optique est réduite de volume et paraît avoir été envahie par la substance grise présentant une couleur plus foncée qu'à l'état normal.

Dans la couche optique de l'hémisphère gauche, la substance blanche se maintient mieux, mais elle est ramollie.

Les ventricules paraissent avoir été distendus par la sérosité, leurs parois sont ramollies.

Les enveloppes du cervelet sont injectées et adhérentes; la face inférieure de ses lobes est ramollie et la substance blanche congestionnée.

La protubérance est transformée en bouillie; la substance grise et la substance blanche sont enchevêtrées et disséminées d'une manière très-irrégulière dans son épaisseur.

Poumon droit,	poids,	548	grammes.
Poumon gauche,	—	630	—
Cœur,	—	333	—
Foie,	—	1140	—

Vers la partie postérieure du lobe inférieur du poumon gauche se trouve un kyste de la grosseur d'une petite noix, contenant un liquide épais d'une couleur brunâtre, provenant probablement d'une ancienne hémorragie du poumon. Ce kyste est entouré d'une membrane de couleur blanc-jaunâtre.

Le cœur est volumineux et ramolli, ses cavités dilatées renferment du sang noir et des caillots des dernières heures.

Le foie et les reins sont sains; la vésicule biliaire est volumineuse et remplie de bile.

Réflexions. — Je ne distinguerai dans cette observation qu'un symptôme et qu'une lésion : Les accidents convulsifs si remarquables et si fréquents, et la présence de la sérosité constatée après la mort, rapprochée des troubles fonctionnels de ce liquide qui ont dû se produire pendant la vie.

Indépendamment des phénomènes convulsifs constants dont j'ai donné un exposé rapide au commencement de ce travail, nous avons pu observer et étudier des accidents de même nature, mais bien différents et produits par des causes spéciales inhérentes à l'affection et indépendantes des lésions organiques constantes qui ne pourraient à elles seules produire ces symptômes spéciaux.

Toutes les fois qu'une attaque avait lieu, il se produisait probablement dans les méninges et les ventricules une accumulation rapide, ou lente et progressive de sérosité, résultat d'une hypersécrétion et d'un trouble dans la circulation de ce liquide.

Cette sérosité produite en trop grande quantité dans un temps donné était altérée dans sa composition et ses fonctions physiologiques, au même titre que tous les liquides provenant de sécrétions exagérées ou pathologiques.

L'influence de cette sérosité irritante sur les méninges, les ventricules et aussi les fonctions animales de l'encéphale, se traduisait immédiatement par des symptômes spéciaux indépendants de ceux produits par la simple inflammation de la périphérie de l'encéphale.

Des convulsions cloniques, rapides, successives et nombreuses s'observaient dans les muscles de la face, des yeux et des membres, et couvraient momentanément les mouvements fibrillaires et vermiculaires constants qui tiennent directement à la lésion type de la paralysie générale.

Ces convulsions n'ont jamais la violence de celles observées pendant les attaques d'épilepsie; elles n'en ont même pas les caractères.

Le phénomène se passe dans de petits muscles et quelquefois dans un certain nombre de fibres. Les grands muscles sont habituellement moins fortement atteints, contrairement à ce qui a lieu d'habitude dans l'épilepsie. Les secousses sont moins vives, moins rapides et plus persistantes, et la durée habituelle est de beaucoup supérieure, car on voit souvent des malades chez lesquels la congestion séreuse se prolonge plusieurs jours et est sans cesse accompagnée de ces phénomènes particuliers.

On voit souvent ces phénomènes se produire d'une manière exclusive ou au moins plus marquée d'un côté de la face et du corps.

Un angle des lèvres se monte et s'abaisse brusquement, absolument comme s'il y avait une corde attachée qu'on tirerait par des secousses brusques souvent répétées.

La sérosité produite dans ces conditions remplit incomplètement ses fonctions physiologiques et trouble sans cesse par son action irritante l'harmonie qui doit exister entre les méninges, les ventricules et l'encéphale. L'arachnoïde et la pie-mère transmettent à l'encéphale les impressions qu'elles reçoivent de cette sérosité augmentée de volume et modifiée dans sa composition.

Ces enveloppes de l'encéphale ne fonctionnent plus comme d'habitude, et il est très-possible que leur altération de fonction soit le point de départ de ces manifestations symptomatiques dont les caractères présentent quelques rapports avec les phénomènes convulsifs observés dans le cours de la plupart des méningites et des méningo-encéphalites.

Obs. 6. — Paralysie générale progressive a forme congestive. Onanisme. Terminaison rapide. Autopsie.

P..., 42 ans, tempérament nervoso-sanguin, bonne constitution, excès vénériens, onanisme, présente à son entrée dans un asile d'aliénés tous les symptômes les plus manifestes de la paralysie générale progressive à la troisième période.

Maigreur excessive, teint cachectique, physionomie hébétée, marche traînante.

Les pupilles sont très-dilatées et la gauche plus grande que la droite.

Tremblements vermiculaires des lèvres, de la langue et de quelques muscles de la face. Embarras considérable de la parole; parésie convulsive des membres; paralysie presque complète du rectum et de la vessie.

Les facultés intellectuelles sont très-affaiblies, la mémoire est complètement éteinte, les facultés affectives sont annihilées; cependant il semble encore reconnaître sa femme.

Malgré cet état des facultés il a encore des illusions nombreuses, des idées de grandeur et de richesse, des hallucinations qui sont quelquefois de nature triste, et il refuse parfois de manger parce qu'il croit qu'on veut l'empoisonner.

Ce malade continue à se livrer à l'onanisme, il parle presque constamment, ne fait aucune attention à ce qu'on lui dit et à ce qui se passe autour de lui et présente une certaine agitation persistante qui tend à congestionner son cerveau. Il mange peu et ne peut plus se soutenir. Il succombe deux mois après son entrée à l'asile à une congestion séreuse qui a duré environ vingt-quatre heures et pendant laquelle nous avons pu observer des mouvements convulsifs du bras gauche caractérisés par des secousses plus violentes mais instantanées, rapides, nombreuses et successives qui soulevaient le membre ou le portaient subitement soit dans la pronation, soit dans la supination.

La figure était très-grimaçante, les muscles du côté

gauche se convulsaient parfois avec une très-grande rapidité.

Autopsie. — 24 heures après la mort.

Poids du corps, 125 livres.

Longueur, 1 m. 70 c.

Amaigrissement considérable ; rigidité cadavérique, surtout des membres inférieurs.

Cuir chevelu épais, os du crâne normaux. A l'ouverture du crâne, il s'est écoulé environ un demi-verre de sérosité.

La dure-mère est légèrement épaissie et présente sur plusieurs points des taches opalines.

Cerveau et cervelet,	poids,	1270	grammes.
Hémisphère droit,	—	562	—
Hémisphère gauche,	—	562	—
Cervelet,	—	136	—
Protubérance et bulbe,	—	24	—

Hémisphère droit. — Les membranes sont injectées et offrent une couleur opaline surtout au voisinage des vaisseaux ; elles s'enlèvent difficilement et sur presque toute la surface du cerveau elles sont plus ou moins adhérentes. A la partie interne et inférieure du lobe antérieur, elles entraînent avec elles des lambeaux considérables de substance grise.

Le ventricule latéral est dilaté et contient un peu de sérosité.

La substance grise est très-ramollie surtout au lobe antérieur où sa couleur est altérée et d'un aspect jaunâtre.

Dans plusieurs endroits on trouve une couche notable de substance blanche indurée au-dessous de la substance corticale.

Dans la masse du lobe antérieur la substance blanche est ramollie et légèrement jaune.

La substance grise semble avoir envahi une partie de la substance blanche de la couche optique et du corps strié.

Hémisphère gauche. — Les membranes sont injectées et offrent par places une couleur nacrée. Elles s'enlèvent difficilement et entraînent avec elles de petits lambeaux de substance grise.

Le ventricule latéral est très-dilaté et renferme de la sérosité.

La substance grise est ramollie dans toute son étendue et d'une couleur jaune. La substance blanche est moins ramollie que du côté droit. La couche optique et le corps strié présentent les mêmes phénomènes qu'à droite.

Cervelet. — La substance grise du cervelet est ramollie à sa surface. Substance blanche normale.

Poumon droit, poids, 864 grammes.
Poumon gauche, — 422 —

Le poumon gauche n'offre à noter qu'un peu de congestion à la base.

Le poumon droit est volumineux, tout le lobe inférieur est rempli de sang et d'une couleur rouge-brune. A la coupe, il s'échappe une quantité considérable de sang noir spumeux; pas d'hépatisation. Toutes les parties surnagent.

Le péricarde contient environ un quart de verre de sérosité; le cœur est flasque, sans altération.

Réflexions. — Cette observation est d'une extrême simplicité, et quoiqu'elle n'ait pu être recueillie qu'à la dernière période de la maladie, elle porte encore avec elle son enseignement.

L'onanisme, qui paraît avoir été la cause principale de la maladie, a précipité sa marche et amené rapidement la terminaison.

Cette passion ne frappe pas seulement en produisant ces secousses violentes souvent répétées qui troublent le libre fonctionnement de l'appareil célébro-spinal, mais aussi en modifiant la production, la circulation et l'action physiologique constante du liquide céphalo-rachidien sur les centres nerveux.

Ce liquide exerce certainement des fonctions plus importantes que celles qu'on lui attribue. Si nous les ignorons encore, il est probable qu'avant peu l'expérimentation physiologique et pathologique se joindra à la clinique journalière pour indiquer et démontrer des faits dont on peut à peine prévoir l'importance, qui, renversant bien des hypothèses et des théories, seront peut-être le point de départ d'une ère nouvelle pour l'étude des maladies nerveuses.

Ces accidents convulsifs observés pendant la congestion à laquelle ce malade a succombé ne ressemblent en rien aux mouvements fibrillaires et vermiculaires constatés pendant tout le cours de l'affection, et sont en même temps très-différents des convulsions épileptiques. Comme on peut dans la majorité des cas observer ces différences entre ces trois ordres de convulsions, il est naturel de ne pas les rattacher à la même cause.

Quoique la recherche des causes qui produisent les différents troubles nerveux observés pendant la vie soit extrêmement difficile, la constatation même des différences qui distinguent ces divers symptômes est un point extrêmement important qui nous guide sûrement dans la connaissance des lésions spéciales qui les ont produits.

Obs. 7. — Folie épileptique. Démence. Hémorragie cérébrale. Autopsie.

P..., 45 ans, tempérament sanguin, bonne constitution, atteint d'épilepsie depuis son enfance, présenta vers l'âge de vingt ans, à la suite de ses attaques devenues plus fréquentes, des accès de manie pendant lesquels il était dangereux pour sa famille, ses voisins et pour lui-même. Ses violences devenaient de plus en plus menaçantes ; il lui est arrivé souvent de poursuivre ses parents un couteau à la main. Après avoir pénétré pendant la nuit chez des voisins sur lesquels il se livra à des voies de fait, on fut enfin obligé de le placer d'office dans un asile d'aliénés (1849).

Dans les premières années de son séjour, il a plusieurs fois frappé les gardiens.

En 1862, ce malade était déjà arrivé à un état de démence très-avancée. Il ignore son âge et le temps qu'il a passé à l'asile. Il est presque constamment dans un état de demi-stupeur, sait à peine compter, dit le lieu de sa naissance, mais il est impossible d'obtenir de lui aucun renseignement sur sa famille et les antécédents de sa maladie.

Pas de troubles de la sensibilité ni du mouvement.

Les attaques d'épilepsie ne déterminent plus d'accès de manie aiguë, elles augmentent seulement l'hébétude du malade.

Vers la fin de 1863, les attaques d'épilepsie deviennent très fréquentes et la parole est visiblement embarrassée.

Depuis 1865, la démence est devenue complète, ce

malade ne répond plus lorsqu'on lui parle. Il présente quelquefois un peu d'agitation après ses attaques d'épilepsie.

Les attaques se montraient aussi souvent la nuit que le jour et on en comptait en moyenne 150 par an.

Ce malade offrait des attaques épileptiques qu'on peut considérer comme types. Je résume sommairement les caractères principaux d'une de ses attaques.

Perte de connaissance, aura, cri, chute violente sur le côté droit, tension musculaire généralisée, sans secousse (*convulsion tonique*), suppression momentanée de la respiration et de la circulation, cou gonflé, carotides distendues, face rouge tuméfiée, yeux déviés en haut et en dedans, pouces dans les mains. Cet état durait quelques secondes, puis après une inspiration profonde, des convulsions cloniques secouaient tous les membres, un flot d'écume sortait de la bouche, cette écume était presque toujours ensanglantée par suite des morsures de la langue; les muscles de la face et surtout des mâchoires étaient violemment convulsés, la respiration et la circulation étaient activées et les urines s'échappaient involontairement. Après deux ou trois minutes, les convulsions cessaient complètement, la respiration devenait stertoreuse et le malade semblait s'éveiller peu à peu et sortir d'un profond sommeil dont la mémoire ne conservait aucun souvenir.

Il lui est arrivé quelquefois d'avoir une série d'attaques successives qui s'enchevêtraient pour ainsi dire les unes dans les autres, c'est-à-dire que, dès qu'une attaque arrivait à la troisième période, une nouvelle commençait.

Au mois d'avril 1867, ce malade est pris d'une série d'attaques que rien ne peut arrêter, lorsqu'au milieu de la deuxième période d'une de ces attaques, la respiration se ralentit, l'écume cesse presque complètement, les convulsions cloniques diminuent considérablement d'intensité, puis le côté droit semble s'affaisser subitement. Je soulève le bras et la jambe droits, ces membres retombent inertes, la bouche se dévie à gauche, puis quelques convulsions font mouvoir les muscles du côté droit. Je diagnostique aussitôt une hémorragie cérébrale dans l'hémisphère gauche.

La face est légèrement congestionnée, le pouls d'abord dur se déprime sous le doigt, les yeux sont fermés, mais les globes oculaires ne sont pas déviés, pupilles contractées, respiration stertoreuse, plus de convulsions. Le malade reste dans cet état pendant cinq jours, les médications les plus énergiques n'ont pu vaincre un instant cet état de torpeur.

Les deux derniers jours il survient des convulsions cloniques, étendues, mais faibles, des membres du côté droit (*côté paralysé*), et quelques contractures. La respiration s'embarrasse de plus en plus et il succombe.

Autopsie. — 35 heures après la mort.

Sur la face antérieure du corps, la peau est d'une couleur normale, la face postérieure du thorax et du bassin est colorée en rouge.

La figure et la poitrine sont couvertes d'empreintes d'une variole confluente; léger amaigrissement, pas d'atrophie musculaire. Lorsqu'on coupe la peau, on trouve au-dessous le tissu adipeux très-jaune. Rigidité cadavérique très-marquée aux membres inférieurs. Du côté droit, le pouce est renfermé dans la main qui est tournée en dehors, appuyant sa face dorsale directement sur le haut de la cuisse.

Cuir chevelu très-épais et très-dense, os du crâne épaissis, diploé compacte.

Le poids de l'encéphale est de 1340 grammes.

Le cerveau est ferme, les hémisphères s'écartent peu l'un de l'autre; la surface en est très-rouge, congestionnée surtout vers les lobes moyens.

Il s'est écoulé à peu près un demi-verre de sérosité à l'ouverture de la dure-mère qui est mince et légèrement ramollie.

Hémisphère gauche,	poids,	605	grammes.
Hémisphère droit,	—	555	—
Cervelet,	—	142	—
Protubérance et bulbe,	—	25	—

Il s'est écoulé environ 13 grammes de sérosité sanguinolente en séparant les hémisphères et le cervelet.

Hémisphère gauche. — Enveloppes congestionnées, circonvolutions aplaties, anfractuosités peu profondes.

Les méninges s'enlèvent facilement et n'entraînent pas avec elles de lambeaux de substance corticale, pas d'adhérences, plexus choroïdes très-congestionnés.

A la partie antérieure du ventricule latéral, au niveau de la partie inférieure de la couche optique qui est très-volumineuse et refoulée en dedans, se trouve un immense caillot noir.

En faisant des coupes transversales, nous trouvons au centre du lobe antérieur une petite cicatrice, trace probable d'un ancien foyer hémorragique. La substance grise est un peu plus colorée qu'à l'état normal, et la blanche offre un léger sablé.

Arrivés au ventricule latéral, nous trouvons une quantité considérable de sang noir, enveloppant un caillot, couleur de résine, commençant à prendre consistance; ce caillot offre à sa partie inférieure une légère couche de fibrine. Le poids du caillot est de 10 grammes. Autour de cet épanchement, la substance cérébrale est ramollie dans une épaisseur d'environ trois millimètres.

Le ventricule a été rempli presque complètement par le sang épanché, et la substance blanche de la couche optique présente une excavation considérable qui logeait le caillot.

Hémisphère droit. — Sauf un léger sablé de la substance blanche, l'hémisphère droit n'offre pas de lésions spéciales.

Cervelet. — La substance blanche est raréfiée et la substance grise de densité normale.

La protubérance et le bulbe sont sains.

Réflexions. — Cette observation d'épilepsie offre dans sa marche, ses attaques et sa terminaison, les plus remarquables rapports avec les accidents convulsifs des paralytiques. J'indiquerai brièvement sans discussion les points les plus saillants sur lesquels j'aurai à m'étendre dans le chapitre suivant.

Cette affection a montré dans sa marche extrêmement lente et la plus habituelle de l'épilepsie, ce caractère de progression et de déchéance intellectuelle croissante de la paralysie générale progressive.

Les phénomènes convulsifs des attaques en dehors même du cortége habituel et spécial qui les accompagne, ne ressemblent en rien aux différents désordres musculaires de la paralysie générale progressive. Ils sont fortement accentués et se distinguent facilement avec un peu d'habitude des convulsions accidentelles des paralytiques observables surtout pendant le cours d'une congestion cérébrale séreuse ou sanguine.

Cette hémorragie cérébrale qui est venue surprendre le malade au milieu d'une de ses attaques d'épilepsie et qui l'a laissé vivre cinq jours après sa première manifestation, offre un grand enseignement.

Dès que le sang s'épanche dans la substance cérébrale, l'attaque est aussitôt enrayée, arrêtée au milieu de ses violentes manifestations. Ses convulsions cessent, et si on a dit que l'hémorragie cérébrale ne produisait pas de convulsion, on peut ajouter que dans ce cas l'hémorragie cérébrale a arrêté les phénomènes convulsifs et autres d'une attaque d'épilepsie. Le caillot noir, trouvé dans le cerveau, est le produit de cette hémorragie.

Deux jours avant la mort, une nouvelle hémorragie produit des phénomènes convulsifs particuliers, des contractures, et nous trouvons du sang noir épanché dans le ventricule.

Remontant aux phénomènes produits pendant la vie, je me borne, pour terminer ces réflexions, à constater deux faits :

1° Hémorragie dans la substance blanche de la couche optique gauche ; paralysie du côté droit et cessation des convulsions. Le ventricule latéral n'est pas encore intéressé.

2° Deuxième hémorragie, déchirure de la paroi ventriculaire, le ventricule latéral est envahi, convulsions faibles, peu étendues et contractures constatées sur le côté paralysé.

Il est plus que probable que le caillot, placé dans la substance blanche de la couche optique, n'a été entraîné dans le ventricule que lors de la deuxième hémorragie.

Obs. 8. — Folie épileptique, Hémorragie cérébrale. Autopsie.

P..., 50 ans, célibataire, tempérament mixte, bonne constitution, entré à Bicêtre en 1846 et transféré dans un asile départemental en 1859, bonne conformation de la tête, intelligence très-affaiblie, mémoire confuse. Il ne connaît aucun membre de sa famille qui ait eu d'affection cérébrale et il ne peut donner aucun renseignement précis sur la cause et la date de sa maladie.

Les attaques d'épilepsie sont plus nombreuses le jour que la nuit, elles laissent à leur suite de l'hébétude et de l'égarement.

En 1863, l'affaiblissement intellectuel fait des progrès sensibles. Cet homme est presque continuellement mélancolique, ses sentiments affectifs paraissent conservés et ses lettres démontrent qu'il est dominé par une profonde tristesse.

En 1865, les attaques d'épilepsie présentent à peu près la même fréquence que les années précédentes avec prédominance des attaques de jour. Dans le courant de l'année, il a eu 79 attaques, dont 56 de jour et 23 de nuit.

Il parle difficilement et cherche ses mots qui sont lents à venir (*amnésie*), ses gestes sont saccadés et il survient une légère agitation après ses attaques.

En 1867, sa physionomie est hébétée, ses yeux ternes, et quoiqu'il soit encore solide sur ses jambes qu'il écarte en marchant, sa démarche paraît tremblante et peu assurée. La parole est embarrassée, il change les mots dont il veut se servir et il est impossible de comprendre ce qu'il dit.

La mémoire est éteinte, les facultés affectives ont disparu et la démence est complète.

On observe parfois après ses crises une agitation de plus en plus considérable ; il crie, dit des injures, frappe les portes, etc. Il a de fréquentes congestions cérébrales accompagnant ou suivant ses attaques d'épilepsie.

En tombant il lui est arrivé plusieurs fois de se blesser. Au commencement de novembre, il s'est fait une blessure intéressant toute l'épaisseur de la peau, partant de l'angle externe de l'œil et s'étendant à quatre centimètres environ horizontalement. Les lèvres de cette plaie très-irrégulière se sont cicatrisées très-promptement sans accident.

A la fin de novembre, pendant une série d'attaques violentes, son front se couvre de sueur, le côté gauche s'affaisse, les convulsions cessent, il est frappé d'une hémorragie cérébrale.

La perte de connaissance est complète, les membres du côté gauche sont insensibles et paralysés, la figure est un peu colorée, le pouls petit et dépressible, les yeux fermés, les pupilles se contractent faiblement, la respiration stertoreuse s'embarrasse visiblement et le malade succombe le quatrième jour.

Autopsie. — 33 heures après la mort.

Longueur du corps, 1 m. 65 c.

Poids, 100 livres.

Très-grande rigidité cadavérique. A l'extrémité des membres inférieurs, la peau présente une couleur violette. Il n'y a pas d'émaciation considérable.

Le cuir chevelu et les os du crâne sont normaux.

La dure-mère n'offre rien de particulier à noter.

Encéphale,	poids,	1277	grammes.
Cervelet,	—	164	—
Protubérance et bulbe,	—	34	—
Hémisphère gauche,	—	524	—
Hémisphère droit,	—	555	—

Hémisphère gauche. — Les veines des méninges sont gorgées de sang. Ces membranes s'enlèvent facilement.

Au-dessous, on trouve la substance grise très-injectée sans trace de ramollissement. La substance blanche offre un piqueté abondant.

Les parois du ventricule latéral sont injectées et affectent une couleur rose-chair.

Hémisphère droit. — Injection considérable des méninges. La partie qui tapisse la face externe et la face supérieure du lobe antérieur est tellement imbibée de sang qu'elle présente une surface rouge foncé uniforme.

Les substances grise et blanche sont très-injectées, mais de consistance normale.

En faisant les coupes verticales, nous arrivons sur un foyer hémorragique très-irrégulier.

Ce foyer s'étend en arrière du ventricule et se termine en pointe; puis il occupe une partie de la couche optique au-dessous du plancher du ventricule.

Il communique avec le ventricule latéral à la partie latérale et postérieure par une ouverture circulaire parfaitement ronde et d'à peu près un centimètre de diamètre ; on la dirait faite par un emporte-pièce. Cette ouverture était bouchée par le caillot qui ne laissait passer qu'une petite quantité de sang mêlé de sérosité épanché dans le ventricule. Une assez grande quantité de sérosité sanguinolente s'était écoulée au moment où on a séparé les deux hémisphères.

Poitrine. Poumon droit, poids, 1155 grammes.
Poumon gauche, — 1100 —
Cœur, — 555 —

Les poumons dans les deux tiers inférieurs sont gorgés de sang.

Le cœur est volumineux et offre une hypertrophie concentrique du côté gauche. Le ventricule droit renferme un caillot noir fibrineux.

Le foie pèse 1907 grammes, très-lourd, très-volumineux, très-congestionné sans autre altération organique.

La rate, du poids de 110 grammes, est congestionnée et légèrement ramollie.

Réflexions. — Cette observation dont l'intérêt s'ajoute à celui de la précédente, indépendamment de la marche parfaitement compréhensible des symptômes observés et des lésions soupçonnées et constatées, offre deux particularités spéciales, pour ainsi dire différentielles que je me bornerai à signaler.

1° La marche de l'affection semble être l'inverse de ce que nous avons vu dans l'observation précédente, il n'en est rien. Le malade primitivement triste, mélancolique et assez calme, s'agite plus tard sous l'influence des accidents congestifs du cerveau, graves menaces de la terminaison fatale qui ne s'est pas longtemps fait attendre.

2° L'hémorragie cérébrale a lieu, les convulsions cessent tout à coup et ne reparaissent plus. Le ventricule latéral n'est pas envahi ; il communique bien par un trou avec le foyer hémorragique, mais ce trou est bouché par le caillot qui ne laisse rien passer.

CHAPITRE III.

—

Dans ce dernier chapitre, j'arrive au cœur de la question, qui se trouve singulièrement réduite par tout ce qui précède.

Il ne me reste pour ainsi dire qu'à résumer méthodiquement, en les discutant quelquefois, les différents faits constatés ou déduits des précédents chapitres.

Cependant, pour compléter ma tâche, je terminerai ce travail par des considérations sur le liquide céphalo-rachidien, qui se rattachent directement à toutes les affections des centres nerveux, et pourront montrer aux travailleurs une voie aussi féconde que sérieuse pour des recherches ultérieures qui plus tard peut-être jetteront le plus grand jour sur la pathologie cérébrale.

Les phénomènes convulsifs que nous avons étudiés dans le premier chapitre, offrent dans leur marche et leurs manifestations des caractères tranchés qui les différencient aisément de toutes les convulsions qu'on observe dans la plupart des névroses spéciales et des affections aiguës de l'encéphale.

Ces phénomènes, constitués surtout par des tremblements fibrillaires et vermiculaires, sont indépendants de toute attaque, de toute crise particulière, se produisent sans secousses, et ont toujours une marche lente, continue, plus ou moins rapidement croissante; ils marchent parallèlement avec la parésie et l'affaiblissement des facultés intellectuelles.

Les troubles convulsifs et paralytiques des divers appareils de la vie de relation et de la vie organique constituent les symptômes somatiques les plus remarquables et les plus caractéristiques de la paralysie générale progressive.

Les accidents convulsifs proprement dits ne font pas nécessairement partie de la paralysie générale, ils se montrent fréquemment mais non constamment dans cette affection et ils ne sont jamais de longue durée.

Ils ne sont dans aucun cas la conséquence de la lésion ordinaire constante de la péri-encéphalite chronique.

Tandis que les phénomènes paralytiques et convulsifs, qui ne manquent jamais, sont la manifestation symptomatique de l'altération spéciale de la périphérie de l'encéphale et des méninges; tandis que la substance grise surtout, par son ramollissement, est liée à la lésion des facultés intellectuelles, nous devons chercher d'autres causes pour expliquer les accidents convulsifs qui peuvent ne jamais se montrer pendant tout le cours de la paralysie générale.

Étudiant d'abord les manifestations extérieures de ces accidents, nous arriverons plus sûrement à connaître leur nature et les causes qui ont pu les provoquer et les déterminer.

Les symptômes les plus caractéristiques et les plus

constants s'observent pendant le cours des congestions cérebrales. Ces congestions sont sanguines, séreuses et séro-sanguines. Le plus souvent elles affectent le caractère mixte avec prédominance de sérosité. Elles arrivent parfois brusquement, mais quelquefois elles sont précédées de quelques prodromes qui doivent être surveillés avec la plus scrupuleuse attention.

Les signes principaux qui font prévoir et permettent parfois de faire avorter une congestion imminente, sont la constipation, une diminution de l'appétit, un plus grand défaut de coordination dans les mouvements, une faiblesse plus marquée des membres, l'accroissement passager des phénomènes convulsifs, une légère congestion des capillaires de la face, une inégalité des pupilles plus remarquable, et surtout un embarras insolite de la parole lié à une certaine volubilité et un peu d'agitation.

Les congestions qui peuvent survenir à toutes les périodes de la maladie et sont un peu subordonnées à la variété simple ou congestive, ne débutent pas dans tous les cas de la même manière.

On ne doit jamais perdre de vue, pour bien saisir l'ensemble de cette étude si intéressante des congestions des paralytiques, le moment de la vie auquel ces malades sont habituellement atteints.

Il semble que cette maladie terrible dédaigne de toucher au faible pour s'attaquer toujours au plus fort. Tandis que les enfants, les vieillards et la plupart des femmes sont épargnés, l'homme à la force de l'âge, au moment de sa plus grande puissance intellectuelle et physique, est pour ainsi dire le seul frappé de ses coups.

Tout ce que nous observons dans la marche bien connue de la paralysie générale est comme un reflet remarquable de l'histoire générale des maladies de l'homme étudiées à tous les âges de la vie.

L'acuité est une des caractéristiques des affections de l'âge adulte et on en constate souvent les signes les plus certains dans les accidents congestifs de la première période de la paralysie générale ; mais les signes s'effacent rapidement pour ne plus reparaître, même lorsqu'il survient de nouvelles congestions.

L'observation clinique se lie avec l'interprétation physiologique rigoureuse des phénomènes organiques étudiés à toutes les époques de la vie.

Les paralytiques frappés pendant la force de l'âge, au moment où l'activité fonctionnelle de tous les phénomènes de la vie atteint son plus grand degré de puissance, parcourent en quelques mois les années qui les séparent de la vieillesse.

Ces malades, vus au début de l'affection, possèdent encore tous les caractères de la virilité; mais à mesure que la maladie fait des progrès, on les voit vieillir rapidement et bientôt on ne trouve en eux que les signes manifestes d'une vieillesse prématurée qui succombe à la dégénérescence physique et morale de cette terrible affection.

A la première période, les congestions cérébrales peuvent s'observer chez tous les malades indistinctement, mais elles sont surtout fréquentes et remarquables dans la forme congestive.

Les hypérémies légères de l'encéphale n'offrent aucun intérêt pour l'étude des accidents convulsifs qui font complètement défaut dans ces circonstances. L'excitation organique, vitale et intellectuelle, l'exubérance des idées, l'agitation, etc., sont des symptômes qui, quoique liés à un état congestif de l'encéphale, et fréquents au début de l'affection, ne peuvent nous arrêter sous peine de nous éloigner de notre sujet spécial.

Les congestions, soit actives, soit passives, sont habituellement sanguines, violentes, rapides, de courte durée; elles frappent fortement, produisent une chute inévitable avec perte de connaissance, un ralentissement de la respiration qui parfois s'embarrasse et devient bruyante, et une accélération de la circulation, caractérisée par un afflux notable de sang vers le cerveau, indiqué par l'accélération du pouls et le battement des carotides quelquefois perceptible à l'œil nu.

Le sang, qui n'est pas encore altéré, n'a d'autre action que celle produite par une quantité trop grande de ce liquide poussé d'une manière insolite vers les parties les plus délicates et les plus sensibles de l'appareil de l'innervation.

La pie-mère qui n'a pas encore contracté d'adhérences avec la périphérie de l'encéphale, quoique affectée déjà d'un trouble fonctionnel qui doit rapidement progresser, possède une grande vitalité et une force de réaction qui lui permet de se débarrasser assez promptement d'une quantité notable de sang qui l'a envahie tout à coup.

Les vaso-moteurs qui possèdent à ce temps de la paralysie générale toute leur puissance fonctionnelle peuvent facilement activer la déplétion de cette innombrable quantité de vaisseaux toujours également contractiles qui sillonnent la pie-mère dans tous les sens.

Lorsque ces troubles fonctionnels se limitent aux enveloppes de l'encéphale, les malades se remettent très-vite, et il ne reste pas de traces appréciables.

Mais, si la congestion envahit la masse du cerveau et produit le sablé de Lallemand, il reste un certain degré de paralysie des membres et même de la face qui se limite à un côté du corps lorsque le sang s'est répandu plus fortement dans l'hémisphère opposé au côté paralysé.

Le cerveau se congestionne moins que les enveloppes, mais cette congestion dure davantage et est toujours plus ou moins subordonnée à la différence d'activité de la circulation dans les méninges et la masse encéphalite.

Ces congestions qui se produisent dans des organes encore puissants, chez lesquels l'altération commençante du ramollissement inflammatoire périphérique ne peut exercer une action suffisante pour en modifier les symptômes, ressemblent beaucoup à celles observées chez la plupart des individus.

Les convulsions manquent souvent, et lorsqu'elles se montrent, elles sont fugaces, parfois violentes, de courte durée, se limitent à quelques fibres musculaires ou quelques muscles de la face et n'offrent jamais dans leur spontanéité qu'on pourrait comparer à des éclairs ou plutôt à des secousses électriques, cet appareil symptomatique des attaques d'épilepsie.

Le paralytique, arrivé à la deuxième période de sa maladie, ne possède déjà plus cette puissance de l'adulte. Son affection a retenti dans l'organisme tout entier et modifié la plupart des fonctions; aussi tous les accidents qui surviennent sont plus ou moins subordonnés à la maladie et à l'état organique ou fonctionnel de tous les appareils.

Les congestions n'ont déjà plus les caractères de ce qu'on appelait les coups de sang; elles sont séro-sanguines, moins instantanées, compliquées de convulsions incomplètes, d'aphasie, sans qu'il y ait toujours perte de connaissance, la turgescence des capillaires de la face est presque nulle, parfois la figure est pâle, légèrement grimaçante sous l'influence des contractions passagères de quelques muscles qui semblent se produire avec une espèce d'hésitation.

Les troubles respiratoires et circulatoires sont moins accentués qu'à la première période, lorsque la congestion ne se prolonge pas trop longtemps et qu'elle ne menace pas la vie du malade qui dans ce cas succombe habituellement à l'asphyxie par écume bronchique.

On observe souvent pendant ces congestions, des convulsions particulières des muscles de la face, quelquefois des membres, rarement du tronc, qui semblent par leurs caractères tenir le milieu entre les mouvements convulsifs ordinaires de tous les paralytiques et les convulsions cloniques des épileptiques.

Ces convulsions sont en général assez limitées, légères, lentes quoique de courte durée, incomplètes, et indiquent plutôt une absencc de tonicité musculaire qu'une excitation violente et une puissance contractile bien manifeste.

Cet état convulsif ressemble à l'effet produit sur plusieurs muscles à la fois, par des courants électriques faibles, remittents, prolongeant chaque fois leur action pendant quelques instants.

Ces convulsions sont rarement franchement sanguines; il y a presque toujours dans le cerveau et ses membranes un léger excès de sérosité qui contribue très-certainement à la production des accidents convulsifs.

Pendant cette période de la maladie, les vaso-moteurs

ont perdu quelque chose de leurs propriétés vitales, ils agissent avec plus de mollesse, les vaisseaux de la pie-mère, devenus moins contractiles par suite de ce manque d'excitation et de l'altération de la membrane, ne réagissent plus suffisamment contre la masse du sang qu'ils renferment; ce sang, altéré légèrement dans sa vitalité et même dans sa composition par le ralentissement des phénomènes de nutrition et d'absorption, cède facilement une quantité de sérosité que la pie-mère laisse échapper ou pousse au dehors des vaisseaux, car elle est devenue impuissante, sous certains points de vue, et a besoin de toute son activité pour continuer ses fonctions, sérieusement compromises par les adhérences qu'elle a déjà contractées avec la substance corticale.

A cette période, le paralytique a déjà considérablement vieilli par les désordres inhérents à la maladie et l'usure rapide de la plupart des appareils.

L'affaissement des phénomènes vitaux, le ralentissement ou la perversion des fonctions de la vie animale organique et intellectuelle impriment à tous les accidents qui surviennent un cachet particulier qui permet souvent de les rattacher directement par leurs manifestations extérieures à des lésions intercurrentes spéciales de la paralysie générale progressive.

Presque dès le début de la troisième période, on voit commencer pour le malade une existence automatique. La vie de relation et la vie intellectuelle s'effacent rapidement, et la vie organique notablement ralentie et souvent troublée est la seule qui persiste jusqu'à la fin.

On peut établir d'une manière générale que pendant le cours de cette dernière période, il n'y a pas de congestion cérébrale sans convulsions, et on pourrait ajouter sans nuire à l'exactitude, que les accidents convulsifs des paralytiques à la fin de la maladie et même pendant tout son cours sont toujours plus ou moins liés à un état congestif de l'encéphale ou de ses enveloppes.

Les congestions cérébrales sont le plus souvent séreuses ou séro-sanguinolentes, peu violentes, d'une assez longue durée ; elles se renouvellent très-souvent, surtout dans la forme congestive de la paralysie générale, et lorsqu'elles n'ont pas une terminaison funeste, dès qu'elles ont cessé, il reste peu de traces de leur passage, si ce n'est une aggravation progressive de l'affection primitive. Les malades se remettent à manger peu de temps après la cessation de ces sortes d'attaques.

Ils sont surpris dans leur fauteuil, dans leur lit, à table, quelquefois en mangeant, ils laissent tomber ce qu'ils tiennent dans les mains, perdent le sentiment de la vie extérieure et offrent dès ce moment une série de symptômes qui se rattachent directement à de véritables crises convulsives spéciales.

Les contractions assez faibles, saccadées, peu rapides, se lient à certaines vibrations qui se passent dans les fibres et caractérisent en grande partie toutes les convulsions qu'on observe dans les muscles de la face et des membres, mais rarement dans les membres entiers.

On n'observe pas de convulsions toniques, ni de secousses tétaniques, la salive sort parfois de la bouche qui est habituellement déviée par l'état convulsif plus prononcé d'un côté de la face, qui porte en haut un angle des lèvres. La physionomie est d'autant plus grimaçante que les mouvements convulsifs se produisent habituellement d'un seul côté.

Les yeux sont ternes, hagards et quoique parfois, mais

rarement, légèrement convulsés, ils n'offrent jamais cette déviation forcée des attaques d'épilepsie qui rend si hideux l'aspect de ces malades.

La paupière supérieure est souvent prise de petits mouvements convulsifs, ce sont des contractions vives et très-nombreuses des extrémités libres de l'élévation de la paupière et quelquefois du sourcilier.

Ces attaques se prolongent souvent pendant plusieurs jours en présentant parfois de légères rémissions.

On observe assez fréquemment de la carphologie qui se lie d'habitude aux hallucinations qui fatiguent beaucoup les malades.

Les contractures qui existent parfois ne sont pas toujours facilement perceptibles, il faut les chercher surtout aux avant-bras, et lorsqu'on en trouve, on doit s'attendre à une catastrophe.

Ces contractures m'ont toujours paru un symptôme très-grave ; elles surviennent le plus souvent dans presque toutes les affections cérébrales aiguës qui doivent se terminer par la mort.

Il semble qu'un cerveau si gravement atteint que celui des paralytiques doive être souvent frappé d'hémorragie ; il n'en est rien cependant, et quoique cette complication puisse se montrer, on l'observe beaucoup plus rarement qu'on pourrait le supposer.

Dans ces cas il n'existe pas d'accidents convulsifs, si l'hémorragie ne se complique ni de congestion, ni d'épanchement de sang ou de sérosité dans les ventricules ou les méninges.

Dans la majorité des cas, le diagnostic différentiel des accidents convulsifs me paraît d'une assez grande simplicité, surtout si on tient compte de l'ensemble symptomatologique des diverses affections qui offrent quelques ressemblances.

Avec les caractères particuliers que j'ai indiqués dans le cours de ce travail, et un peu d'habitude des malades, il est très-difficile de ne pas reconnaître les accidents convulsifs des paralytiqnes tant qu'il n'existe pas quelque névrose convulsive, telle que l'épilepsie, comme cela arrive quelquefois, qui serait greffée sur la paralysie générale progressive.

Dans l'épilepsie dont j'ai déjà indiqué les principaux symptômes somatiques, dans l'hystérie, dans l'éclampsie, cette névrose convulsive passagère, dans la catalepsie, les convulsions caractéristiques et différentes dans leurs manifestations ne se montrent jamais que pendant le cours des crises, des attaques qui constituent, pour ainsi dire à elles seules, la maladie toute entière, se renouvellent à des époques qu'on peut quelquefois déterminer d'avance, et offrent même en dehors de leur état convulsifs, des symptômes nombreux et plus ou moins différentiels.

Pour ces névroses, l'attaque n'est pas un accident, c'est la partie importante de la maladie.

Dans la paralysie générale progressive, au contraire, les convulsions spéciales que nous avons étudiées ne font pas partie de l'affection ; ce sont des accidents qui, quoique fréquents, surtout dans certaines formes et à une époque avancée de la maladie, peuvent ne jamais se montrer sans que pour cela la paralysie générale cesse de suivre son évolution fatale.

Dans les affections aiguës de l'encéphale, les phénomènes convulsifs fréquents font partie de la maladie et affectent un certain degré de continuité et de progression en rapport avec l'acuité et la marche des lésions. Mais, lorsque ces mouvements convulsifs, liés intimement aux autres symptômes qui caractérisent l'affection encéphalique, se compliquent de carphologie et surtout de contractures, il s'agit alors d'une aggravation telle, qu'il ne reste plus, pour ainsi dire, d'espoir de guérison, et que ces symptômes persistant, la mort doit survenir dans les quarante-huit heures.

Parmi ces affections, je citerai principalement le délirium-tremens suraigu, la méningite, l'encéphalo-méningite, le ramollissement inflammatoire aigu et les abcès du cerveau, d'après la place qu'ils occupent. Dans toutes ces affections, on trouve des phénomènes convulsifs qui s'éloignent considérablement de ceux observés pendant les attaques des névroses convulsives, et se rapprochent par des ressemblances quelquefois très-grandes des accidents convulsifs des paralytiques.

La simple énumération des causes physiques ou morales qui peuvent dans certaines circonstances provoquer les crises convulsives, nous ferait considérer la nature humaine comme menacée sans cesse dans toutes les déterminations de son existence tant intellectuelle que matérielle par ces désordres quelquefois graves de l'innervation.

Les convulsions peuvent en effet être produites par des causes physiques et morales qui ne paraissent pas d'une grande importance.

Les émotions vives, la colère, la peur, une douleur violente, l'insolation, l'application intempestive d'irritants cutanés, l'état électrique de l'atmosphère, la présence de vers intestinaux, une indigestion, etc., peuvent déterminer ou être le point de départ de certaines crises convulsives peu graves en général, qu'on observe ordinairement chez les enfants et qu'on peut désigner dans la plupart des cas sous le nom d'éclampsie idiopathique, lorsqu'elles ne se rattachent pas directement à quelque névrose convulsive connue.

Une étude étiologique nous éloignerait trop de notre sujet; nous ne devons du reste pas perdre de vue que ce n'est pas la cause morale ou même physique en elle-même qui donne lieu aux différents symptômes observés. Cette influence intérieure ou extérieure agit sur le cerveau qui reçoit l'impression et la transmet modifiée à certaines parties des centres nerveux, en produisant une altération fonctionnelle, cause immédiate la plus prochaine des troubles constatés.

On s'explique ainsi que les impressions diverses qui nous viennent soit des organes, soit des sens, ne produisent pas les mêmes désordres chez tous les individus, et qu'une lésion fonctionnelle qui peut se transformer quelquefois en lésion organique appréciable peut être la conséquence de causes variables très-différentes les unes des autres.

L'observation clinique, la symptomatologie, les nécropsies, le rapprochement des lésions constatées avec les symptômes observés, la reconstitution par la pensée des lésions fonctionnelles et organiques qui ne se trouvent pas après la mort, semblent nous démontrer qu'un rôle important est dévolu à la sérosité.

La pie-mère, membrane remplie de vaisseaux et de sang, sécrète pour ainsi dire par transudation avec une rapidité très-grande, le liquide céphalo-rachidien qui manque pour le fonctionnement régulier de l'appareil cérébro-spinal.

Le liquide cérébro-spinal, par ses altérations de quantité, de qualité, de production, de circulation, est le point de départ de désordres graves dont il n'est pas possible de nier les relations.

En admettant que les diverses altérations de ce liquide sont la cause prédisposante ou déterminante la plus rapprochée des accidents convulsifs, il devient facile de se rendre compte, non-seulement des phénomènes qu'on a observés en grand nombre sans jamais pouvoir les expliquer, mais aussi des causes occasionnelles morales ou physiques dont il existe tant d'exemples considérés comme des faits extraordinaires ou inexplicables.

Nous voici donc en présence d'une grande inconnue, dont l'élimination, qui n'a pas été suffisamment tentée, doit changer la face de bien des questions du plus haut intérêt dans l'étude immense de tout ce qui a trait au système nerveux.

L'encéphale, cet organe prodigieux par l'immensité de ses fonctions, renferme dans sa masse si habilement combinée une quantité innombrable de secrets dont la plupart ne seront peut-être jamais connus.

Aucun organe, aucun appareil n'offre une aussi grande variété de désordres fonctionnels; et si on devait trouver une variété proportionnelle de désordres de texture, il n'est pas de partie de l'organisme qui puisse présenter de plus nombreuses lésions que les centres nerveux. Cependant ces lésions sont en petit nombre, souvent on n'en trouve pas et pourtant elles doivent exister ou avoir existé.

Lorsqu'on en trouve, on doit être d'une grande circonspection, car ces lésions appréciables peuvent être accidentelles, secondaires ou consécutives.

On arrivera plus tard à connaître bien des lésions qu'on n'avait pas même soupçonnées ; mais il en est qu'on ne trouvera jamais. Ce sont certaines lésions fonctionnelles qui ne laissent aucune trace sur les organes, et dont l'existence est intimement liée à la vie de l'individu et qui disparaissent avec le dernier souffle.

Il ne suffit pas en anatomie pathologique, de se borner à constater des lésions organiques, mais il faut surtout suivre la marche de ces lésions, en reconstituer l'histoire par les faits observés et les connaissances physiologiques et pathologiques, et les rapprocher des symptômes de la maladie, de sa marche, de sa durée, de sa terminaison.

Pour les cas où aucune lésion spéciale ne vient rendre compte des symptômes, on doit alors plus que jamais avoir recours à l'observation clinique et à l'expérimentation physiologique et pathologique qui sont destinées à éclairer bien des questions qui semblent loin d'être résolues.

On rencontre souvent, à la suite des grands désordres de l'innervation, de la sérosité épanchée et rarement infiltrée.

Il a été démontré que les accidents les plus graves peuvent être produits par la plus légère différence en plus ou en moins dans la quantité du liquide céphalo-rachidien.

La sérosité peut se trouver épanchée dans presque toutes les parties du cerveau. On la trouve le plus souvent autour de l'encéphale, dans la grande cavité de l'arachnoïde, dans le tissu cellulaire sous-arachnoïdien, au-dessus de la dure-mère, dans les différents ventricules, quelquefois dans cette petite cavité qui existe entre les deux lames du septum lucidum et rarement entre la dure-mère et les parois du crâne.

Ces épanchements, qui ont pu exister pendant la vie et disparaître quelquefois plus ou moins après la mort, coïncident souvent avec des lésions de l'encéphale ou des méninges appréciables sur le cadavre, semblables parfois à celles qu'on rencontre fréquemment chez les paralytiques qui ont été pris avant la mort d'accidents convulsifs bien caractérisés.

Le liquide céphalo-rachidien dont la quantité normale doit être d'environ 60 grammes, est situé chez l'homme sain sous le feuillet viscéral de l'arachnoïde, entre cette membrane et la pie-mère. Sa composition chimique ordinaire est très-simple : sur 100 parties il y a 98 parties d'eau, du chlorure de sodium, quelques autres sels et une faible quantité d'albumine.

Ce liquide, en tenant compte du rapport qui existe entre sa densité et celle de l'encéphale, ferait perdre à cet organe les 98 centièmes de son poids. Il n'a été considéré jusqu'à présent que comme un coussin protecteur de l'encéphale et de la moëlle qui sont pour ainsi dire plongés comme dans un bain.

Cette manière d'apprécier les services qu'il rend me paraît inexacte ou du moins incomplète, et les expériences elles-mêmes, en petit nombre, qui ont été faites, prouvent déjà qu'un rôle important mais non déterminé encore est dévolu à la sérosité intra-crânienne et intra-rachidienne qu'on pourrait à la rigueur considérer comme un organe faisant partie de l'appareil nerveux central.

Ne prêter à ce liquide qu'une action mécanique, c'est à mon avis lui enlever bien à tort une grande partie de ses propriétés et des fonctions qu'il a à remplir. N'a-t-il pas en effet une existence propre, ne participe-t-il pas comme tous les organes à ce mouvement vital qui le distingue si remarquablement d'un état inerte qui lui suffirait, s'il n'avait à agir que par sa présence, son volume et sa densité.

Il a comme le sang sa circulation propre, sa nutrition, il est éliminé et reproduit quelquefois avec une rapidité surprenante, il est influencé dans ses actes physiologiques et dans ses troubles pathologiques par certaines impressions et certains organes, il influence à son tour de mille manières les organes qu'il touche, et c'est là surtout que se montre la grandeur et l'importance de cette inconnue qu'il est si urgent de dégager si on veut éclaircir bien des mystères du système nerveux central.

Les substances solubles, certains poisons injectés dans le sang, passent avec la plus grande facilité dans le liquide céphalo-rachidien. Aussi, nous avons la certitude qu'on arrivera un jour à démontrer d'une manière irréfutable cette croyance de Magendie qui attribuait à ce liquide la propriété de transporter, pour les faire agir, la plupart des substances qui produisent des désordres fonctionnels du système nerveux. Le liquide n'agirait pas seulement comme véhicule; après les avoir reçues du sang préalablement modifiées, il les adapterait et les transporterait sur certains points de manière à ce que leur action soit aussi complète et aussi appropriée que possible.

Si on pratique une ponction dans l'espace inter-occipito-atloïdien, le premier flot du liquide sort en jet. Ce liquide circule donc et est soumis à une pression qu'il est possible de déterminer et d'évaluer.

Il a été tenté par M. Brown Séquard quelques expériences très-intéressantes dans le but de produire des attaques d'épilepsie ou au moins des crises convulsives.

Ce physiologiste est arrivé à la conclusion suivante : La section transversale d'une moitié latérale de la moëlle donne lieu à des convulsions épileptiques, surtout lorsque cette section est pratiquée entre la 7e vertèbre dorsale et la 3e lombaire.

Mais il ajoute : cette affection ne se montre d'habitude que trois ou quatre semaines après l'opération. Il dit encore qu'on provoque à volonté le retour de l'attaque en empêchant l'animal de respirer.

Ces expériences se rattachant directement à la question des convulsions, nous devons nous y arrêter un instant et en chercher la véritable signification.

Les mêmes faits d'expérimentation peuvent donner lieu à des interprétations diverses, souvent bien différentes ; il arrive parfois qu'une expérience démontre tout autre chose que ce qu'on voulait prouver.

La section transversale de la moëlle est suivie de phénomènes convulsifs, mais seulement après trois ou quatre semaines.

Puisque ces phénomènes surviennent si tard, ils ne sont pas la conséquence immédiate et directe de la section considérée en elle-même. Ce n'est pas à cette section qu'il faut attribuer ces crises convulsives, mais aux lésions spéciales qui surviennent consécutivement et ont besoin d'un temps assez long, d'une certaine élaboration avant d'acquérir les qualités requises, la puissance nécessaire pour produire ces attaques qui, après s'être montrées, se renouvellent fréquemment et pour ainsi dire quand on veut.

Si la section par elle-même devait produire ces attaques, on les observerait au moment même, comme on détermine une paralysie immédiate du sentiment ou du mouvement par la section des portions nerveuses qui président directement à ces propriétés spéciales.

C'est dans les phénomènes organiques qui suivent la section de la moëlle que nous devons chercher la véritable cause des convulsions.

Dès que la moëlle est lésée, un travail de réparation, de cicatrisation commence; la nature agit avec une activité remarquable, les liquides se portent vers le point lésé, un léger degré de congestion se produit, sans toutefois que l'inflammation s'en suive, ou bien, c'est une inflammation légère, bénigne, limitée qui n'a d'autre action que d'activer la cicatrisation de cette plaie. Il se produit là comme ailleurs une exsudation dont les caractères sont en rapport avec la partie atteinte.

Le liquide céphalo-rachidien, sans cesse en contact avec ce point malade, contribue de son côté par sa présence et son action toute spéciale, à activer la guérison de la moëlle.

Pour produire la section de la moëlle, on doit au moins ponctionner, déchirer les enveloppes qui elles aussi sont soumises, après cette opération, à un travail pathologique qui n'est pas sans influence sur l'état du liquide qu'elles contiennent. Mais ce liquide entraîne avec lui tous les produits devenus inutiles, des lèvres des plaies et de l'exsudation spéciale, il se trouve donc aussi modifié et altéré. Il peut, après un certain temps, soit par suite d'un augmentation de volume, soit et surtout après une altération dans sa composition, ses qualités physiques et ses propriétés physiologiques, devenir le point de départ et la véritable cause des crises convulsives, qui s'expliquent alors, quoiqu'arrivant si tard, ainsi que lorsqu'on suspend la respiration et que par suite on trouble la circulation de ce liquide.

Je rappellerai en terminant quelques expériences remarquables qui furent tentées par Magendie et qui auraient besoin d'être reproduites et surtout complétées par bien d'autres, si on veut arriver à des notions exactes sur les fonctions et les diverses altérations de ce liquide, en rapport avec l'innervation.

Magendie soustrait le liquide céphalo-rachidien, il voit l'animal tomber tout à coup dans un état singulier d'hébétement et de stupeur ; ces phénomènes ne cessent que lorsque le liquide s'est reproduit, c'est-à-dire au bout de quelques jours.

Un autre animal, après la même soustraction, est pris subitement de fureur maniaque ; il menace de mordre, s'élance en avant, se redresse et tombe en arrière.

L'accumulation artificielle de ce liquide est toujours suivie de paralysie plus ou moins complète.

Si, après l'avoir retiré, on injecte dans le canal vertébral, le liquide refroidi à la température de 10°, il survient des tremblements de tous les membres et du corps, et une paralysie passagère. On n'observe rien de semblable si on l'injecte à la température de 31° qui est à peu près sa température ordinaire.

Au lieu de borner ces expériences aux évaluations de température et de quantité, il est indispensable, pour arriver à des conclusions certaines aussi importantes que nombreuses, de varier à l'infini, si c'est possible, les conditions diverses dans lesquelles peut se trouver ce liquide.

La densité, la composition, la circulation, la reproduction, la présence d'un grand nombre d'agents étrangers à l'organisme, telle est l'idée la plus sommaire qu'on puisse se faire des recherches ultérieures dont les conclusions et l'interprétation rigoureuse doivent jeter un si grand jour sur une multitude de faits pathologiques impénétrables de l'innervation.

Vita brevis, ars longa, judicium difficile.

—

Saint-Maixent, Typ. Ch. Reversé.

SAINT-MAIXENT, TYP. REVERSÉ.

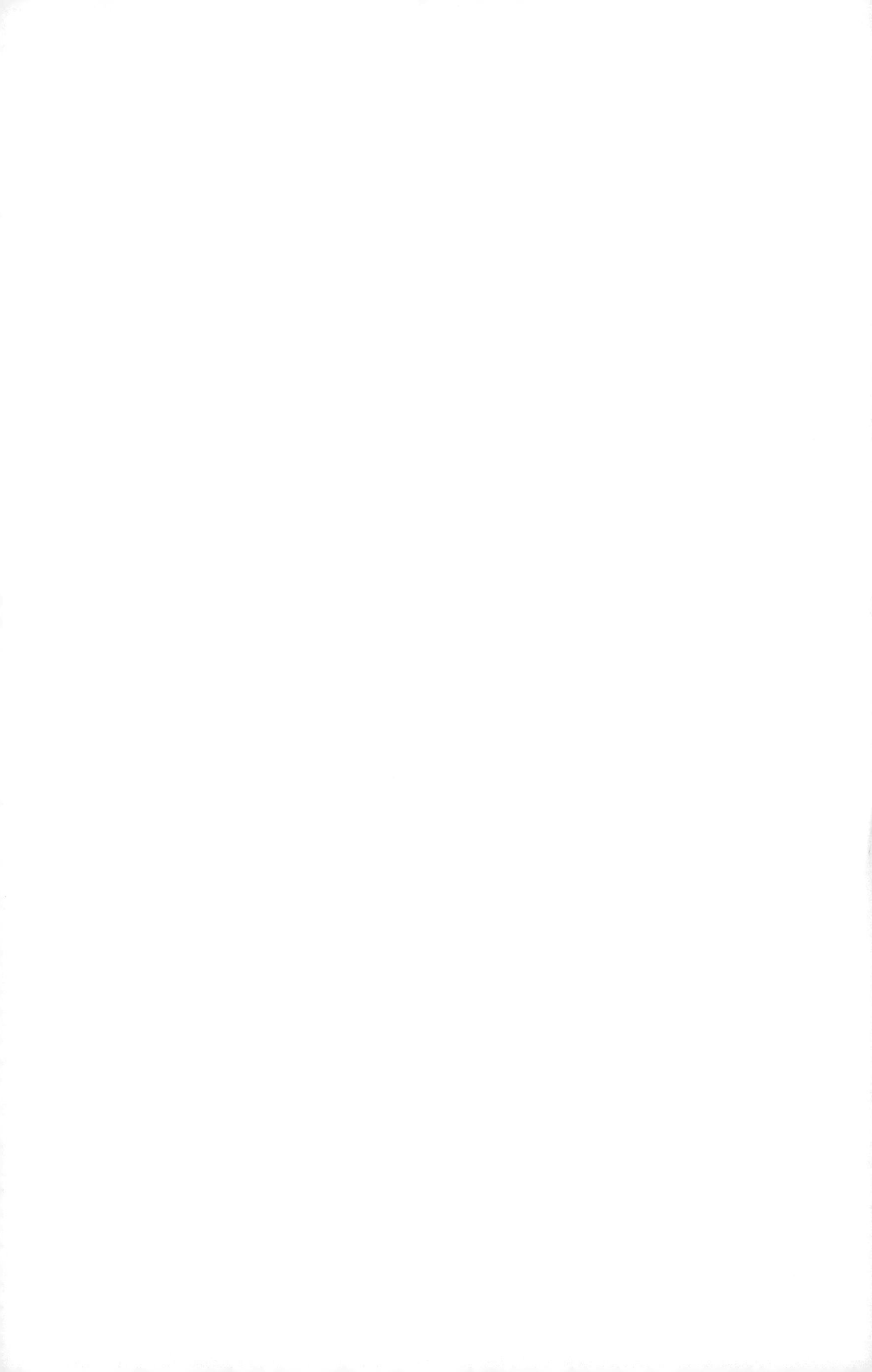

www.ingramcontent.com/pod-product-compliance
Ingram Content Group UK Ltd.
Pitfield, Milton Keynes, MK11 3LW, UK
UKHW020248220726
13923UKWH00002B/857

9 782019 495671